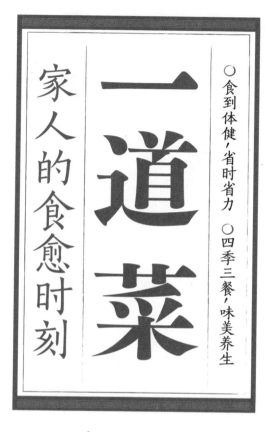

一道菜

家人的食愈时刻

○ 食到体健，省时省力　○ 四季三餐，味美养生

王茂泓——主编

江西科学技术出版社

江西·南昌

图书在版编目（CIP）数据

　　一道菜：家人的食愈时刻 / 王茂泓主编 . -- 南昌：
江西科学技术出版社，2024. 6. -- ISBN 978-7-5390
-9068-9

　　Ⅰ . R247.1
　　中国国家版本馆 CIP 数据核字第 2024P1N053 号

国际互联网（Internet）地址：
http://www.jxkjcbs.com
选题序号：ZK2024009

一道菜：家人的食愈时刻

YI DAO CAI:JIAREN DE SHIYU SHIKE

王茂泓　主编

出版 发行	江西科学技术出版社
社址	南昌市蓼洲街 2 号附 1 号
	邮编：330009　电话: (0791)86623491　86639342(传真)
印刷	江西润达印务有限公司
经销	各地新华书店
开本	710 mm × 1000 mm　1/16
印张	11.5
字数	127.5 千字
版次	2024 年 6 月第 1 版
印次	2024 年 6 月第 1 次印刷
书号	ISBN 978-7-5390-9068-9
定价	68.80 元

赣版权登字 -03-2024-128

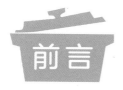

前言

　　在当今这个快节奏、高压力的社会中，健康养生已然成为一个不容忽视的话题。随着人们健康意识的觉醒和对生活质量要求的提高，越来越多的人开始关注如何通过日常饮食来调理身体，以预防疾病、增强体质。中医药膳，这一融合中医理论与饮食文化的独特养生方式，正逐渐走进千家万户，成为现代人追求健康生活的有力工具。

　　中医药膳巧妙地运用各种药材与食材，通过炖、煮、蒸、炒等多种烹饪手法，将药材的疗效与食材的口感完美融合，让人们在品尝美食的同时，也能够感受到中医养生的独特魅力。这种寓医于食的方法，不仅方便实用，而且效果显著，深受广大人民群众的喜爱。

　　在《一道菜：家人的食愈时刻》一书中，我们精选一系列营养美味药膳食谱，旨在帮助读者为家人烹制出既美味养生的佳肴。这些菜品不仅口感鲜美、色香味俱佳，而且针对不同体质和需求，结合中医的食疗理念，能够帮助家人调养身体、增强体质、提高免疫力。

本书详细介绍药膳的制作方法、所需材料以及功效作用等方面的知识。我们希望通过这些内容的呈现，让读者更深入地了解中医药膳的魅力所在，掌握一些实用的药膳烹饪技巧，为家人的健康贡献一份力量。

　　值得一提的是，中医药膳并非一蹴而就的养生方式，它需要我们在日常生活中持之以恒地坚持。通过长期的调养和积累，我们的身体会逐渐变得更加健康、更加强壮。因此，我们鼓励读者将中医药膳融入日常生活中去，让健康成为我们生活的一部分。

　　需要说明的是，中医向来**讲究辨证施治、因病施药，因人的体质不同**，故书中所录食谱未必适合所有人，应尊重个体生理和病理的差异性，在选用含中药材的食谱时，必须配合医院的诊断并征求医生意见后再行使用。患有危重疾病的朋友更应谨慎，如遇严重病情一定要及时就医，以免延误治疗。在本书中未明确说明服法的均为一次食用完毕。

　　让我们一起走进中医药膳的世界吧！在这里，你将感受到普通食材与中药材完美结合所带来的独特魅力；在这里，你将品味到养生的真谛所在；在这里，你将为家人的健康贡献出一份自己的力量。**让我们共同追求一个健康、美好的生活！**

目 录

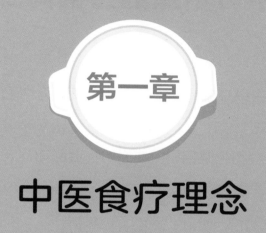

第一章

中医食疗理念

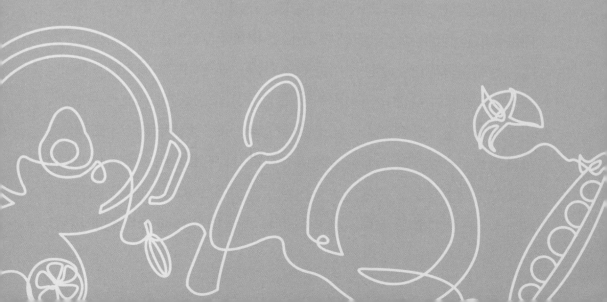

不可不知的药食同源

中医药学自古以来就有"药食同源"（又称为"医食同源"）思想。这一思想有两层内涵。

一是药物、食物起源相同。在原始社会时期，人们为了更好地保障生存，广泛地探索大自然，在此期间发现许多可供日常食用的食物，同时也发现一些食物可以作为治疗疾病的药物。"神农尝百草"的传说便反映这一探索活动，神农是中华民族农业之祖，也是药物之祖，正反映了药物、食物同源而生。在这一时期，食物、药物并没有明显的区分，后随着医疗经验的积累，食物、药物才开始分化。人们在学会使用火后，开始吃熟食，烹调加工技术逐渐发展起来，食物与药物进一步分化，食疗与药疗也逐渐区分。

二是药物、食物本质相同。中医认为中药是一个非常大的概念，凡是可以食用的，都可以作药物，所以药物食物本质相同，只不过是"毒性"上有差异而已，毒性作用强的药力强，副作用也大，食用量宜小，即使治病也要中病即止，谨慎使用；毒性作用弱的药力弱，副作用也小，甚至没有，可以多多食用。如《黄帝内经》云："大毒治病，十去其六；常毒治病，十去其七；小毒治病，十去其八；无毒治病，十去其九；谷肉果菜，食养尽之，无使过之，伤其正也。"此为最早的食疗原则。

综上，"药食同源"思想，即食物同药物一样具有防治疾病的功效，只是药性和缓；药物同食物一样可以加工为可口的菜肴供于食用，只是要把握剂量。如唐代《黄帝内经太素》一书中写道："空腹食之为食物，患者食之为药物。"

《卫生部关于进一步规范保健食品原料管理的通知》对药食同源物品、可用于保健食品的物品和保健食品禁用物品做出具体规定。三种物品名单如下：

既是食品又是药品的物品名单

（生姜、干姜）　　　　（大枣、酸枣、黑枣）　　　　　即桂圆

丁香	八角茴香	刀豆	小茴香	小蓟	山药	山楂
马齿苋	乌梢蛇	乌梅	木瓜	火麻仁	代代花	玉竹
甘草	白芷	白果	白扁豆	白扁豆花	龙眼肉	决明子
百合	肉豆蔻	肉桂	余甘子	佛手	杏仁（甜、苦）	沙棘
牡蛎	芡实	花椒	赤小豆	阿胶	鸡内金	麦芽
昆布	枣	罗汉果	郁李仁	金银花	青果	鱼腥草
姜	枳椇子	枸杞子	栀子	砂仁	胖大海	茯苓
香橼	香薷	桃仁	桑叶	桑椹	桔红	桔梗
益智仁	荷叶	莱菔子	莲子	高良姜	淡竹叶	淡豆豉
菊花	菊苣	黄芥子	黄精	紫苏	紫苏籽	葛根
黑芝麻	黑胡椒	槐米	槐花	蒲公英	蜂蜜	榧子
酸枣仁	鲜白茅根	鲜芦根	蝮蛇	橘皮	薄荷	薏苡仁
薤白	覆盆子	藿香				

可用于保健食品的物品名单

人参	人参叶	人参果	三七	土茯苓	大蓟	女贞子
山茱萸	川牛膝	川贝母	川芎	马鹿胎	马鹿茸	马鹿骨
丹参	五加皮	五味子	升麻	天门冬	天麻	太子参
巴戟天	木香	木贼	牛蒡子	牛蒡根	车前子	车前草
北沙参	平贝母	玄参	生地黄	生何首乌	白及	白术
白芍	白豆蔻	石决明	石斛（需提供可使用证明）	地骨皮	当归	竹茹
红花	红景天	西洋参	吴茱萸	怀牛膝	杜仲	杜仲叶
沙苑子	牡丹皮	芦荟	苍术	补骨脂	诃子	赤芍
远志	麦门冬	龟甲	佩兰	侧柏叶	制大黄	制何首乌
刺五加	刺玫果	泽兰	泽泻	玫瑰花	知母	罗布麻
苦丁茶	金荞麦	金樱子	青皮	厚朴	厚朴花	姜黄
枳壳	枳实	柏子仁	珍珠	绞股蓝	胡芦巴	茜草
荜茇	韭菜子	首乌藤	香附	骨碎补	党参	桑白皮
桑枝	浙贝母	益母草	积雪草	淫羊藿	菟丝子	野菊花
银杏叶	黄芪	湖北贝母	番泻叶	蛤蚧	越橘	槐实
蒲黄	蒺藜	蜂胶	酸角	墨旱莲	熟大黄	熟地黄
鳖甲						

保健食品禁用物品名单

即罂粟壳

八角莲	八里麻	千金子	土青木香	山莨菪	川乌	广防己
马桑叶	马钱子	六角莲	天仙子	巴豆	水银	长春花
甘遂	生天南星	生半夏	生白附子	生狼毒	白降丹	石蒜
关木通	农吉痢	夹竹桃	朱砂	米壳	红升丹	红豆杉
红茴香	红粉	羊角拗	羊踯躅	丽江山慈姑	京大戟	昆明山海棠
河豚	闹羊花	青娘虫	鱼藤	洋地黄	洋金花	牵牛子
砒石	草乌	香加皮	骆驼蓬	鬼臼	莽草	铁棒槌
铃兰	雪上一枝蒿	黄花夹竹桃	斑蝥	硫黄	雄黄	雷公藤
颠茄	藜芦	蟾酥				

（白砒、红砒、砒霜）　　即杠柳皮

必须注意的中药配伍禁忌

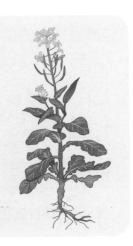

本草明言十八反，

半蒌贝蔹芨攻乌，

藻戟遂芫具战草，

诸参辛芍叛藜芦。

◆ 十八反是指乌头（包括川乌、草乌、附子）反浙贝母、川贝母、平贝母、伊贝母、湖北贝母、瓜蒌、瓜蒌皮、瓜蒌子、天花粉、半夏、白及、白蔹。

◆ 甘草反甘遂、京大戟、红大戟、海藻、芫花。

◆ 藜芦反人参、西洋参、党参、丹参、玄参、南沙参、北沙参、苦参、细辛、白芍、赤芍。

简单易学的自我诊断要点

　　中医对疾病的诊断是多方位的，对疾病的分型也让外行人难以摸透，下面就简单地把中医病症的症状表现介绍给大家。希望能让大家对自己的疾病有一个大致的了解。

气虚证

少气懒言，声低气短，神疲乏力，或有头晕目眩，自汗，活动后诸症加重，舌淡，脉虚等。

气陷证

除了有气虚证的症状外，还会有内脏下垂的表现。

气滞证

胀闷、疼痛。

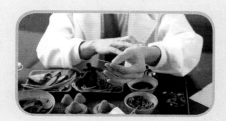

气逆证

肺气上逆：咳嗽、喘息。

胃气上逆：呃逆、嗳气、恶心、呕吐。

肝气上逆：头痛、眩晕、气从少腹上冲胸咽，甚则咯血、吐血。

血虚证

面色淡白或萎黄，口唇、眼睑、爪甲淡白，头晕眼花，心悸多梦，手足发麻，妇女经血量少色淡、经期延迟甚或经闭，舌质淡，脉细无力。

血瘀证

疼痛：刺痛，固定痛，拒按，夜间加重。

肿块：在体表，呈青紫色包块；在腹内，可触及较坚硬而推之不移的肿块。

出血：色紫暗或夹有血块，或大便色黑如柏油状。妇女可见经闭，或为血崩、漏下。

皮象：面色黧黑，或唇甲青紫，或皮下紫斑，或肌肤甲错，或腹部青筋显露，或皮肤出现丝状红缕。

舌象：舌质紫暗或见瘀斑、瘀点，或舌下脉络曲张，或舌边有青紫色条状线。

脉象：多细涩，或结代。

表证

恶寒发热，头身疼痛，苔薄白，脉浮。

半表半里证

寒热往来，胸胁苦满，默默不欲饮食，心烦喜呕，口苦，咽干，目眩，脉弦。

表寒证

恶寒重，发热轻，头身痛，苔薄白，脉浮紧。

表热证

发热重，恶寒轻，口微渴，舌边尖红，苔薄黄，脉浮数。

寒湿证

胸闷呕恶，头身困重，苔白腻，脉濡缓。

湿热证

胸闷呕恶，头身困重，苔黄腻，脉濡数。

实热证

高热，面赤，口渴喜冷饮，大便秘结，小便短赤，舌红苔黄，脉（洪）数。

实寒证

形寒肢冷，口淡不渴，脘腹冷痛，大便稀溏，小便清长，苔白，脉迟。

阴虚证

形体消瘦，口燥咽干，潮热颧红，五心烦热，盗汗，小便短黄，大便干结，舌红少津少苔，脉细数。

阳虚证

神疲乏力，气短，畏寒肢冷，面色苍白，口淡不渴，自汗，大便稀溏，小便清长，舌淡，苔白，脉沉迟无力。

亡阴证

汗热而黏，身灼肢温，恶热，烦渴，皮肤皱瘪，小便极少，面色赤，唇舌干燥，脉细数疾而按之无力。

亡阳证

冷汗淋漓，神情淡漠，身凉肢厥，息微面白，脉微欲绝。

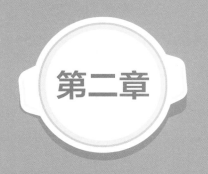

第二章

肺系疾病的食疗

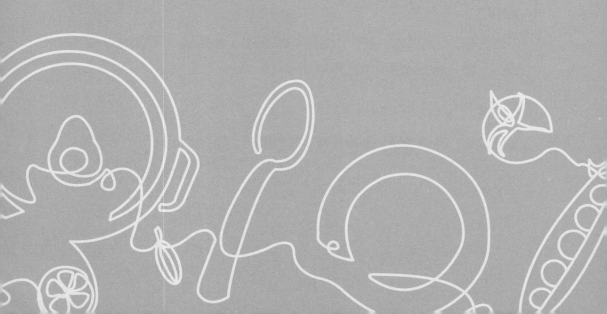

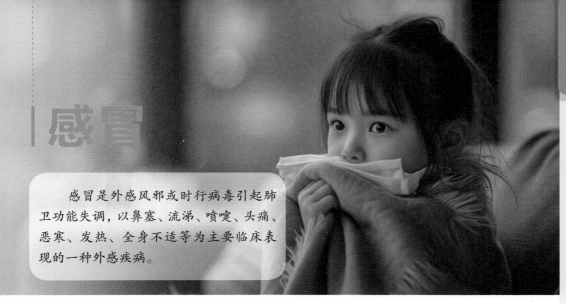

感冒

感冒是外感风邪或时行病毒引起肺卫功能失调，以鼻塞、流涕、喷嚏、头痛、恶寒、发热、全身不适等为主要临床表现的一种外感疾病。

不同感冒的区分

1 **风寒感冒：**恶寒重，发热轻，无汗，鼻流清涕，口不渴，舌苔薄白，脉浮或浮紧。

2 **风热感冒：**发热重，恶寒轻，有汗，鼻流浊涕，口渴，舌苔薄黄，脉浮数。

3 **暑湿感冒：**发热，微恶风，身热不扬，汗出不畅，鼻塞，流浊涕，苔白腻或黄腻，脉濡数或滑。

4 **气虚感冒：**恶寒较甚，或并发热，鼻塞，流涕，平素神疲体弱，或易感冒；舌淡苔薄白，脉浮无力。

食疗与应用

01 苹果红枣糯米粥

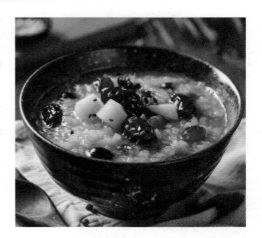

- **食材：**苹果 2 个，红枣 15 枚，红糖 20 克，糯米 100 克。

- **制作方法：**苹果切碎，红枣去核切碎，二者加水适量合煎，取汁备用。加入糯米、红糖熬煮成粥。

  本品生津、润肺、健脾和胃，日常食用可以预防感冒。

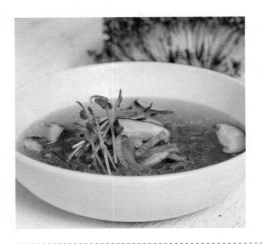

02　三丝豆苗汤

- **食材：** 豌豆苗 15 克，熟笋、大香菇、胡萝卜各 20 克，瘦肉 100 克。

- **制作方法：** 熟笋、香菇、胡萝卜切丝，将三丝焯水备用。猪肉切片加绍酒、食盐、味精少许拌匀，锅中放入清水，先下入三丝与肉片煮沸，起锅前放入豌豆苗。

本品疏风散寒、止咳、润喉，用于风寒感冒。

03　栗粉糯米粥

- **食材：** 栗子粉 30 克，糯米 50 克（小儿减半），细盐少许。

- **制作方法：** 将栗子粉与糯米、细盐加水 400 毫升，用砂锅以文火煮成稠粥（粥面上有粥油形成为度）。温热服食。

本品健脾和胃、益气厚肠，可预防气虚感冒。

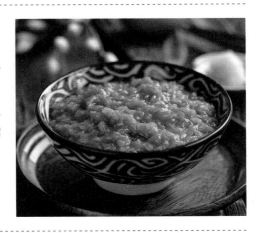

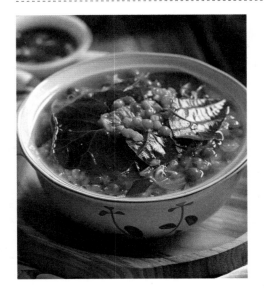

04　荷叶绿豆粥

- **食材：** 荷叶 30 克，绿豆 100 克，粳米 50 克，冰糖 15 克。

- **制作方法：** 绿豆用水泡发后，另用水将其煮开花，制成绿豆汤；粳米煮成稠粥，半熟时加入绿豆汤、冰糖，搅拌均匀，一起煮开；粥熟后，取荷叶 1 张，趁热盖在粥面上，待粥变凉并呈淡绿色，即可食用。每日服 2 次，可作早、晚餐。

本品祛暑清热、和中养胃。用于暑湿感冒。

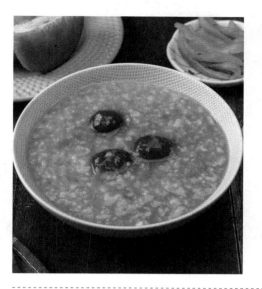

05　葱白黄芪姜枣粥

- **食材：** 葱白 30 克，黄芪 10 克，生姜 15 克，红枣 10 枚，粳米 100 克。
- **制作方法：** 把葱白洗净，切碎；红枣去核；粳米洗净；生姜去皮，拍扁，切碎。粳米、生姜、红枣、黄芪放入锅内，加清水适量，武火煮沸后文火煲 1 小时，粥成加入葱白，调味食用。每日服 2 次，可作早、晚餐。

本品益气健脾，调和营卫。用于气虚感冒。

06　葛根柴胡瘦肉汤

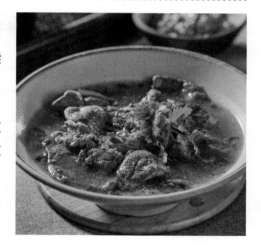

- **食材：** 瘦肉 150 克，鲜葛根 60 克，柴胡 20 克，食盐、味精少许。
- **制作方法：** 柴胡洗净装入细纱布袋中，葛根去皮切薄片，猪肉切片。三者一同放入砂锅，猛火煮沸转小火炖 2 小时。放入食盐、味精即可食用。

本品解表生肌、清热生津，用于风热感冒。

注意事项		
	1	感冒为风邪在表，治疗宜驱邪外出，避油腻厚味及黏滞之物，以免滞邪。
	2	感冒的食疗选择一定要根据证候而定，风寒证宜选用温热之品，风热证宜选用清淡凉润之品，切忌错误使用。
	3	如果感冒症状较重，应及时到医院就诊，由医生进行诊断治疗。

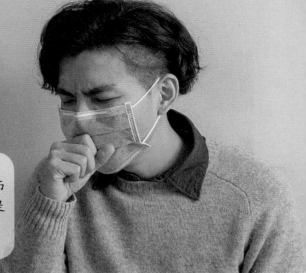

咳嗽

咳嗽是指因肺失宣降，肺气上逆而引起咳嗽作声、咯吐痰液的病证，也是肺系疾病的主要症状。

▌ 不同咳嗽的分类

①风寒咳嗽：咳嗽声重，气急，咽痒，咳白稀痰，常伴有鼻塞，流清涕，头痛，肢体酸痛，恶寒发热，无汗；舌苔薄白，脉浮或浮紧。

②风热咳嗽：咳嗽频剧，气粗或咳声嘶哑，喉燥咽痛，咳痰不爽，痰黏稠或色黄，常伴有鼻流黄涕，口渴，头痛，恶风，身热；舌红，苔薄黄，脉浮数或浮滑。

③痰湿咳嗽：咳嗽反复发作，咳声重浊，因痰而嗽，痰出则咳缓，痰多色白，黏腻或稠厚成块，每于晨起或食后咳甚痰多，胸闷脘痞，食欲缺乏、乏力，大便时溏；舌苔白腻，脉濡滑。

④痰热咳嗽：咳嗽气粗，喉中可闻及痰声，痰多黄稠或黏厚，咳吐不爽，或有热腥味，或夹有血丝，胸胁胀满，咳时引痛，常伴有面赤，或有身热，口干欲饮；舌红，苔薄黄腻，脉滑数。

▌ 食疗与应用

01 杏仁粥

- **食材：** 甜杏仁 10 克，粳米 50 克。
- **制作方法：** 将去皮甜杏仁 10 克研成泥状，加入淘洗干净的 50 克粳米中，加入适量水煮沸，再以慢火煮烂即可。宜温热时服用，每日服 2 次，可作早、晚餐。

本品止咳平喘，润肠通便。用于痰湿咳嗽。

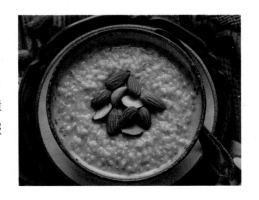

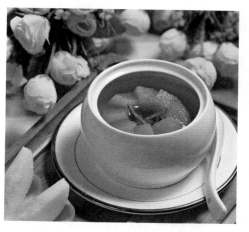

02　川贝雪梨汤

- **食材：** 雪梨1只，川贝9粒，冰糖20克。
- **制作方法：** 将雪梨横向切开，去心后放入川贝9粒，将两半梨合拢，用牙签固定。加入冰糖20克，水适量，隔水炖煮30分钟。吃梨喝汤，每日1次，连服3日。

本品清肺化痰，润燥止咳。用于痰热咳嗽。

03　川贝鲫鱼汤

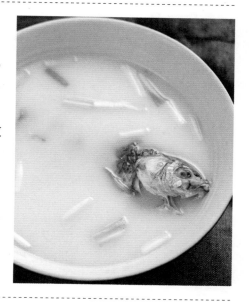

- **食材：** 鲫鱼400克，川贝15克，陈皮10克，姜片、葱花各少许，料酒10毫升，盐2克，鸡粉3克，胡椒粉少许，食用油适量。
- **制作方法：** 用油起锅，撒入姜片，爆香；放入鲫鱼，煎至两面焦黄色。淋入适量料酒，倒入适量清水，放入川贝、陈皮，加入盐、鸡粉，拌匀调味。烧开后用小火煮15分钟，至食材熟透。放入胡椒粉，拌匀调味，再撒上葱花即可。

本品润肺散结、清热平喘，用于风热咳嗽。

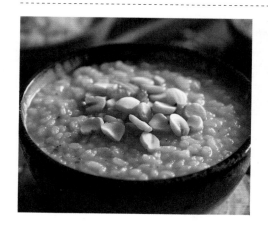

04　百合莲子粥

- **食材：** 百合粉30克（或鲜百合60克），粳米100克，莲子、冰糖适量。
- **制作方法：** 粳米淘洗净后加水与莲子煮粥，粥将熟时放入百合粉（或鲜百合）和适量冰糖，再煮至粥熟。每日服1~2次，可作早、晚餐服食。

本品养阴润肺止咳。用于风热干咳。

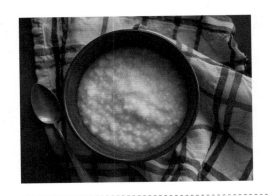

05 川贝粥

- **食材：** 川贝粉 6 克，粳米 100 克。
- **制作方法：** 粳米加适量冰糖煮粥，粥快熟时加入川贝粉，煮沸。温热服用，每日服 2 次，可作早、晚餐。

本品清肺化痰，润燥止咳。用于慢性干咳。

06 人参玉竹莲子鸡汤

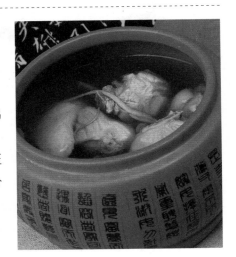

- **食材：** 人参 4 克，玉竹 6 克，水发莲子 60 克，鸡块 350 克，姜片、料酒、鸡粉、盐各少许。
- **制作方法：** 锅中注入适量清水烧开，倒入鸡块，淋入适量料酒，煮沸，汆去血水，捞出待用。砂锅注入适量清水烧开，倒入莲子、人参和玉竹，加入鸡块，淋入适量料酒，小火炖 40 分钟至熟。放入鸡粉、盐，用锅勺拌匀调味即可。

本品润燥、止咳，用于体虚兼有风寒咳嗽。

注意事项		
	1	咳嗽禁食生冷水果及辛辣发物。
	2	咳嗽的食疗选择一定要根据病因辨证论治，切忌见咳止咳，否则外邪不除，壅闭于内很容易导致各种肺部疾患。
	3	如果咳嗽超过两周不愈，一般需明确诊断，应及时到医院就诊，常规做胸部 X 线检查或 CT 以排除肺结核等。

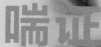

喘证

喘证是以呼吸困难，甚至张口抬肩，鼻翼扇动，不能平卧为特征的病证。

不同喘证的区分

1 **风寒喘证：** 喘息咳逆，呼吸急促，胸部胀闷；痰多色白清稀，恶寒无汗，头痛鼻塞；或有发热，口不渴；舌苔薄白而滑，脉浮紧。

2 **肺热喘证：** 喘咳气涌，胸部胀痛，痰多质黏，色黄或夹血痰；舌质红，苔黄腻，脉滑数。

3 **肺虚喘证：** 喘促短气，气怯声低，喉有鼾声；咳声低弱，痰液稀薄，自汗畏风；或咳呛，痰少质黏，烦热口干，咽喉不利，面颧潮红；舌淡红，或舌红少苔，脉软弱或细数。

4 **肝气乘肺证：** 每遇情志刺激而诱发，突然呼吸短促，息粗气憋；胸胁闷痛，咽中如窒，但喉中痰鸣不著；平素多忧思抑郁，或失眠，心悸；或心烦易怒，面红目赤；舌质红，苔薄白或黄，脉弦。

食疗与应用

01 刀豆汤

- **食材：** 刀豆子 25 克，甘草 3 克，冰糖或蜂蜜适量。

- **制作方法：** 刀豆子、甘草用武火煮 20~30 分钟，去渣取汁，加冰糖或蜂蜜调匀，服汤。

本品温中下气，益肾补元。适用于老年喘证。

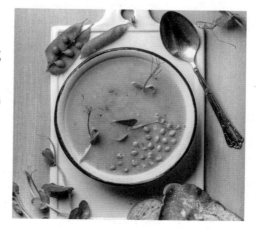

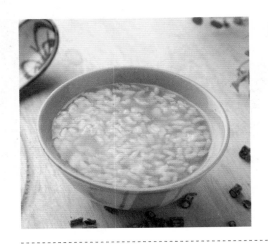

02 防风粥

- **食材：** 防风 5 克，粳米 60 克。
- **制作方法：** 以防风、葱白水煎取汁，粳米煮粥，粥成加入药汁，再煮数分钟即可，每日 2 次，3 天为 1 个疗程。

本品祛风散寒宣肺。用于风寒喘证。

03 甘蔗鲜梨汤

- **食材：** 甘蔗 500 克，梨 2 个。
- **制作方法：** 甘蔗削去皮，洗净切成小段，梨去皮、心，切成 4 块。加水 600 毫升，煮半个小时，去渣取汁，饮汤。每日 3 次，5 日为 1 个疗程。

本品清解肺热，润燥平喘。适用于肺热喘证。

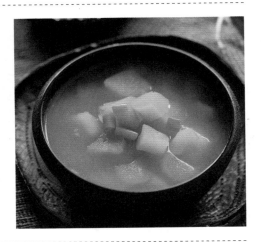

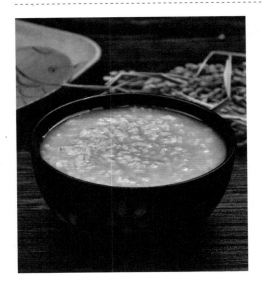

04 佛手粥

- **食材：** 佛手 15 克，粳米 100 克，冰糖适量。
- **制作方法：** 将佛手洗净加水 500 毫升，煎煮 2 分钟，去渣取汁，再加入粳米及冰糖，文火熬粥。每日 2 次，5 日为 1 个疗程。

本品行气平喘。用于肝气乘肺之喘证。

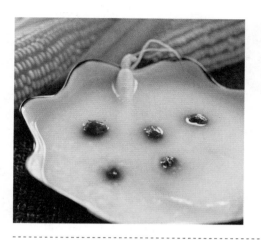

05 参枣汤

- **食材：** 人参6克，大枣10枚。
- **制作方法：** 将人参、大枣洗净，放入锅内，加清水，以武火烧开后改用文火，继续煎煮15分钟即可。每日3次，10日为1个疗程。

本品补肺益气。用于肺气虚之喘证。

06 参桃汤

- **食材：** 人参6克，胡桃肉2枚，生姜3片，大枣2枚。
- **制作方法：** 将人参、胡桃肉水煎10~30分钟，加生姜、大枣。每晚临睡时服用汤并食胡桃肉。

本品固肾平喘。用于肾气虚之喘证。

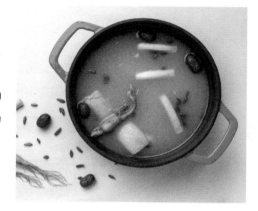

注意事项

1　无论实喘、虚喘，饮食宜以清淡为主，忌食生冷水果及辛辣、油腻发物。

2　喘证的食疗选择适用于轻型喘证，若喘促比较严重，应及时到医院就诊治疗。

3　如果轻型喘证超过1周不愈，一般需明确诊断，应及时到医院就诊，常规做胸部X线检查或CT等。

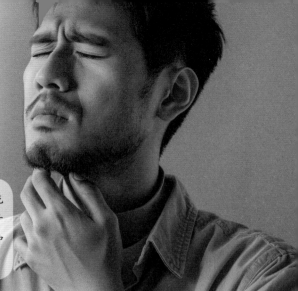

咽喉肿痛

以咽喉肿痛为特征的诸病，中医统称为喉痹。喉痹是指因风、火、毒聚于咽喉，损伤咽喉血络引起的咽喉部红肿而痛，不得言语的病证。

不同喉痹的区分

1. **外感喉痹：**一般来说起病较急，病程时间短，咽喉肿痛程度较严重。
2. **内伤喉痹：**起病缓慢，咽部微红，喉部干。

食疗与应用

01 西洋参无花果甲鱼汤

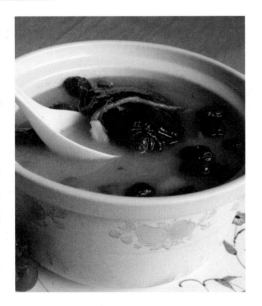

- **食材：**西洋参 10 克，无花果 20 克，甲鱼 500 克，红枣若干，生姜 5 克，盐适量。
- **制作方法：**甲鱼血放净，入锅加水煮沸。将甲鱼捞出去表皮、内脏，洗净斩成小块。将 2 升清水放入瓦煲内，煮沸后加入所有材料，大火煲滚后，改用文火煲 3 小时，加盐调味即可。

本品止咳化痰、滋阴润肺。用于预防喉痹。

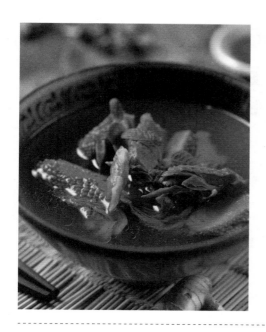

02 薄荷水鸭汤

- **食材：** 水鸭 400 克，薄荷嫩叶 100 克，盐、味精、胡椒粉、鸡精各适量，生姜 10 克。

- **制作方法：** 水鸭洗净，斩成小块；薄荷嫩叶洗净，生姜切片。锅中加水烧沸，下鸭块焯去血水，捞出。净锅加油烧热，下入生姜、鸭块炒干水分，加入适量清水，倒入煲中煲 30 分钟，再下入薄荷叶、盐、味精、胡椒粉、鸡精调匀即可。

本品疏风散热、利咽透疹。用于慢性喉痹。

03 百合膏

- **食材：** 干百合 100 克，蜂蜜 150 克。
- **制作方法：** 将干百合洗净放入碗内，加入蜂蜜，隔水蒸 1 小时，趁热调匀，晾凉后装入瓶内即成。随需取用，调服。

本品微寒，滋阴润肺。用于急性喉痹。

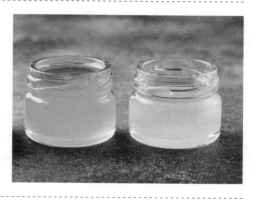

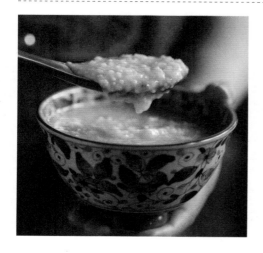

04 枇杷叶粳米粥

- **食材：** 枇杷叶 8 克，粳米 100 克，冰糖 50 克。

- **制作方法：** 枇杷叶洗净，用纱布包好，加清水 200 毫升，煎至 100 毫升左右，去渣后加入粳米，再加清水 600 毫升。猛火煮沸后改用小火熬成稀粥。

本品用于内有蕴热之喉痹者。

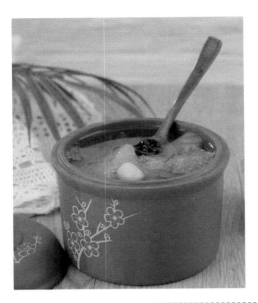

05 沙参玉竹雪梨银耳汤

- **食材：** 沙参 15 克，玉竹 15 克，雪梨 150 克，水发银耳 80 克，苹果 100 克，杏仁 10 克，红枣 20 克，冰糖 30 克。
- **制作方法：** 雪梨、苹果切块。砂锅中注水烧开，倒入沙参、玉竹、雪梨、银耳、苹果、杏仁、红枣，拌匀。大火煮开转小火煮 2 小时。加入冰糖即可。

本品养心润肺、解毒清燥、止咳化痰。适用于急慢性喉痹。

06 腐竹花马冬菇汤

- **食材：** 水发腐竹 80 克，花生 80 克，去皮马蹄 110 克，水发冬菇 45 克，红枣 30 克，姜片少许，瘦肉 100 克，盐适量。
- **制作方法：** 腐竹切段，花生、马蹄洗净，红枣去籽，冬菇去柄。瘦肉切大块焯水。锅中注入清水，放入所有材料，水开小火煮 40 分钟，加入盐调味即可。

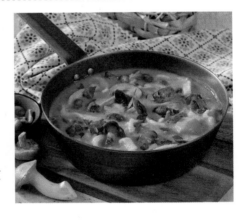

本品清热润肺、止咳消痰。用于慢性喉痹。

注意事项	1	无论外感喉痹或内伤喉痹，饮食均宜以清淡为主。急性者可适当多饮清凉饮料，忌食辛辣滋腻之品，戒烟酒。
	2	咽喉肿痛需辨明虚实。食疗应根据虚实进行选择，虚证不可清热太过，实证不可滋阴太过。
	3	如果急性咽喉肿痛超过 3 天未见好转，应及时到医院就诊。急性咽喉肿痛治疗不及时或不恰当，恐转成慢性。

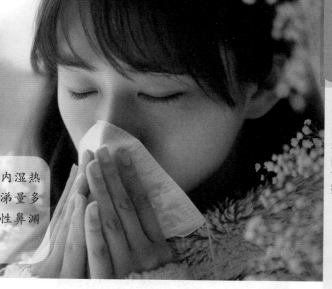

鼻渊

鼻渊是指因邪犯鼻窦，以致内湿热蕴积，酿成痰浊所致，以鼻流浊涕量多为特征的一种疾病。一般分为急性鼻渊与慢性鼻渊。

不同鼻渊的区分

① **急性期:** 实证热证为主，一般以外感为主，多由于生活寒暖不调，或过度疲劳之后，外邪侵犯而致。

② **慢性期:** 虚证寒证为主，多由于急性期治疗不彻底，余邪未尽，迁延日久而致；或因脏腑虚损，邪毒滞留于鼻窍所致，或因反复感受外邪，内外合邪结于鼻窍，日久不愈而成。

食疗与应用

01 蒜蓉丝瓜

- **食材:** 丝瓜 300 克，蒜 20 克，盐 5 克，味精 1 克，生抽少许。

- **制作方法:** 丝瓜去皮后洗净，切成块状，排入盘中。蒜去皮，剁成蓉，下油锅中爆香，再加盐、味精、生抽拌匀，舀出淋于丝瓜排上。将丝瓜入锅蒸 5 分钟即可。

本品解毒杀菌、清热通鼻窍。用于急慢性鼻渊。

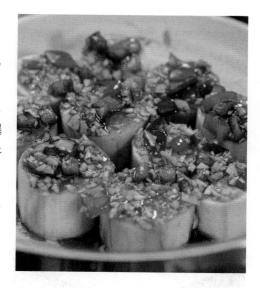

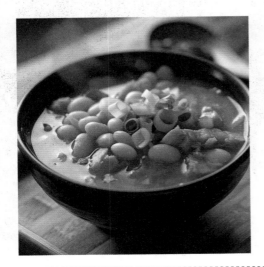

02 白扁豆瘦肉汤

- **食材：** 白扁豆 100 克，瘦肉块 200 克，姜片、葱花少许，盐少许。

- **制作方法：** 瘦肉块焯水，捞出待用。锅中注水大火烧开，倒入扁豆、瘦肉，放入姜片。烧开后转小火煮 1 小时至熟透。掀开锅盖，放盐搅拌即可。

  本品健脾和中，用于慢性鼻渊。

03 参芪韭菜饺子

- **食材：** 生黄芪 20 克，党参、茯苓各 10 克，面粉适量，葱、韭菜适量。

- **制作方法：** 黄芪、党参、茯苓一起煎煮 30 分钟，然后去渣取汁和面。再将葱和韭菜做成馅，一起包饺子食用。

  本品益气健脾。适用于慢性鼻渊。

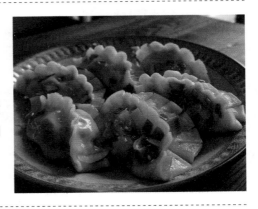

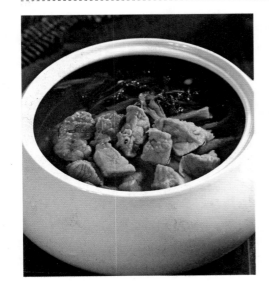

04 夏枯草猪肺汤

- **食材：** 猪肺 80 克，夏枯草 12 克，姜片、葱段、盐、鸡粉各少许，料酒 3 毫升。

- **制作方法：** 猪肺切块，淋入料酒，煮约 5 分钟，捞出待用。砂锅中注水烧热，放入猪肺、夏枯草、姜片、葱段。烧开后用小火煮约 30 分钟至食材熟透。加入盐、鸡粉即成。

  本品取夏枯草清泄泻之功。用于急慢性鼻渊。

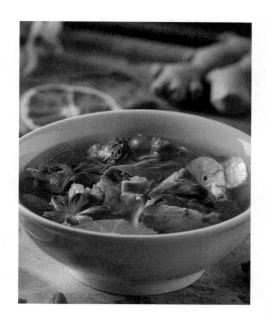

05 霸王花罗汉果煲猪肺

- **食材：** 猪肺 250 克，猪肉块 300 克，罗汉果 5 克，陈皮 2 克，甜杏仁 5 克，霸王花 5 克，姜片少许。盐、鸡粉、料酒适量。
- **制作方法：** 猪肉块汆水。砂锅中注水烧开，倒入除霸王花外的材料。放入猪肺、猪肉块，淋入料酒，大火煮开转小火煮 1 小时。放入霸王花，续煮 30 分钟。加入盐、鸡粉即可。

本品润肺利咽，又可补肺气。用于慢性鼻渊。

06 灵芝猪肺汤

- **食材：** 猪肺 120 克，灵芝少许，料酒 6 毫升，盐、鸡粉各 2 克。
- **制作方法：** 猪肺切小块，汆水后备用。砂锅中注水烧开，倒入猪肺块、灵芝，淋入料酒，大火煮开转小火煮 40 分钟，加入盐、鸡粉调味即可。

本品味甘补气、利咽止咳。用于急慢性鼻渊。

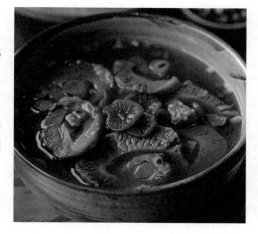

注意事项	1	不宜食油腻辛辣之品。
	2	鼻渊无论急慢，总以祛除风热为主，慢性鼻渊者尚需顾及益肺。
	3	急性鼻渊应及时治疗处理。若症状严重，应及时到医院就诊治疗，以免迁延日久转为慢性鼻渊。

第三章

心脑疾病的食疗

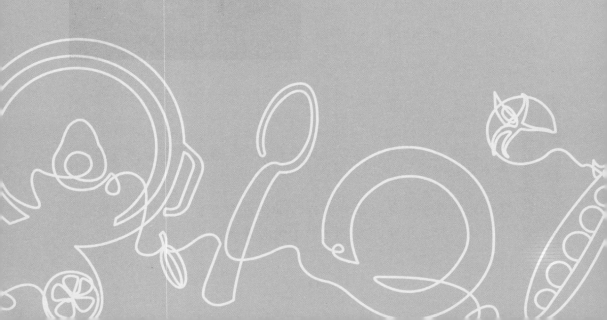

头痛

头痛是指以头部疼痛为主要表现的病证，主要表现为一侧或双侧，呈跳痛、灼痛、刺痛、重痛等不同疼痛性质。疼痛严重者可伴有恶心、呕吐。

不同头痛的区分

1 外感头痛： 若外感风寒，则头痛且见恶寒战栗；若外感风热，则头痛且身热心烦；若外感风湿，则头痛且沉重胀闷。

2 内伤头痛： 因于肝者，多见头痛且胀，或头痛且眩。因于脾者，多见头痛且重，或头痛隐隐。因于肾者，多见头痛且空；或见头部冷痛。

食疗与应用

01 薄荷粳米粥

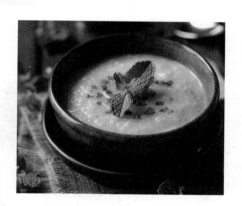

- **食材：** 粳米 100 克，薄荷 30 克，冰糖适量。
- **制作方法：** 将薄荷煎汤备用，将粳米淘洗干净，加水煮粥，当粥将成时，加入冰糖及薄荷汤，再煮一二沸即可。

本品清利头目，可用于外感头痛。

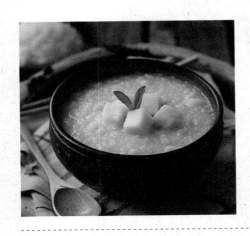

02 橘皮山药粥

- **食材:** 鲜橘皮 30 克（或干品 15 克），半夏 10 克，山药 10 克，大米 100 克。
- **制作方法:** 将橘皮、半夏煎取药汁，去渣之后加入淘洗干净的大米、山药，加适量水，武火煮沸后转以小火熬煮成稀粥。日服 1 剂，温热食用。

本品理气止痛、补脾益肾。用于气虚头痛。

03 白芍甘草瘦肉汤

- **食材:** 瘦肉 300 克，白芍、甘草各 10 克，姜片少许，料酒 8 毫升，盐 2 克，鸡粉 2 克。
- **制作方法:** 将处理干净的瘦肉切条，改切成丁。砂锅注入适量清水烧开，放入白芍、甘草和姜片。倒入瘦肉丁，搅散开。淋入料酒，拌匀。盖上盖，烧开后小火炖 30 分钟至药材的药性释放。放入盐、鸡粉。

本品清利头目、疏散风热。用于外感头痛。

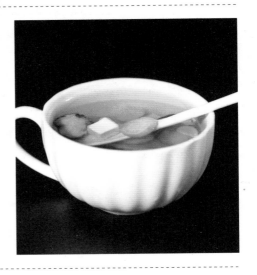

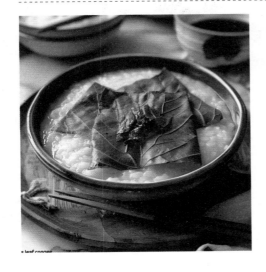

04 藿香荷叶粥

- **食材:** 藿香 15 克，冰糖 20 克，荷叶 40 克，大米 100 克。
- **制作方法:** 将荷叶洗净，与藿香一同加水煎取药汁，和淘洗干净的大米一同入锅，用武火煮沸后转以小火熬煮成稀粥，再加入冰糖稍煮即成。日服 2 次，温热食用。

本品解暑化湿、行气和胃。用于内伤头痛。

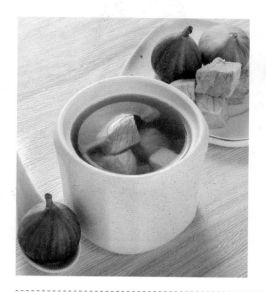

05 雪梨川贝无花果瘦肉汤

■ **食材:** 雪梨 120 克,无花果 20 克,杏仁、川贝各 10 克,陈皮 7 克,瘦肉块 350 克,高汤适量,盐 3 克。

■ **制作方法:** 雪梨切块,陈皮去白。瘦肉汆水。砂锅中注入高汤烧开,倒入瘦肉、无花果、杏仁、川贝、陈皮。大火煮约 15 分钟,转小火续煮 1 ~ 2 小时。

本品清热滋阴。用于内伤头痛。

06 人参核桃粥

■ **食材:** 人参 2 克,粳米 100 克,核桃仁 10 克,冰糖适量。

■ **制作方法:** 人参切片,与核桃仁、粳米同用武火煮沸,再用文火熬成稀粥,再加入冰糖煮化。每日服 1 剂,分次食用。

本品补肾温肺、大补元气。用于内伤头痛。

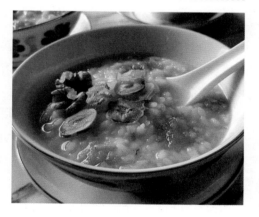

注意事项		
	1	避风寒,适寒温,戒烟限酒,清淡饮食,参加体育锻炼,增强自身抵抗力,抵御外邪侵袭。
	2	反复发作或持续头痛,应及时去医院检查,明确诊断,积极治疗。
	3	若老年人出现头痛,应注意监测血压、血糖;若见头痛剧烈且逐渐加重,应及时去医院就医,排除脑出血、脑梗死等急重症。

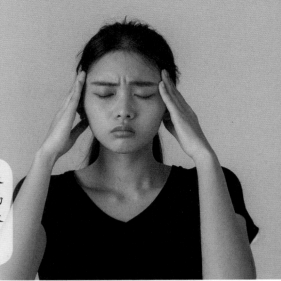

眩晕

眩晕是指以头晕眼花为主要临床表现的病证，眩即眼花或眼前发黑，视物模糊，晕是指头晕或者感觉自身或外界景物旋转。

不同眩晕的区分

① **情志不遂：**长期忧忿恼怒，肝气郁结，气郁化火，风阳扰动，发为眩晕。

② **年老体虚：**年高肾精亏虚，不能生髓，无以充养于脑；或房事不节，阴精亏耗过甚；或体虚多病，损伤肾精肾气，均可导致肾精亏耗，髓海不足，而发眩晕。

③ **饮食不节：**平素嗜酒无度，暴饮暴食，或过食肥甘厚味，损伤脾胃，以致健运失司，水谷不化，聚湿生痰，痰湿中阻，则清阳不升，浊阴不降，致清窍失养而引起眩晕。

④ **久病劳倦：**若久病不愈，耗伤气血；或失血之后，气随血耗；或忧思劳倦，饮食衰少，损伤脾胃，暗耗气血。气虚则清阳不升，血虚则清窍失养，皆可发生眩晕。

⑤ **跌仆坠损：**素有跌仆坠损而致头脑外伤，或久病入络，瘀血停留，阻滞经脉，而使气血不能上荣于头目，清窍失养而发眩晕，且多伴见局部疼痛、麻木固定不移，或痛如针刺等症。

食疗与应用

01 菊花天麻粥

■ **食材：**菊花15克，天麻10克，大米100克。

■ **制作方法：**大米洗净，加水，与天麻同煮，大火煮沸改小火煮至大米半熟，加入菊花，煮至米烂粥成，加盐调味即可。

本品适用于情志不遂型眩晕。

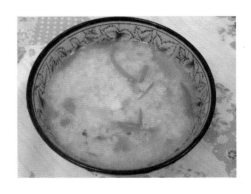

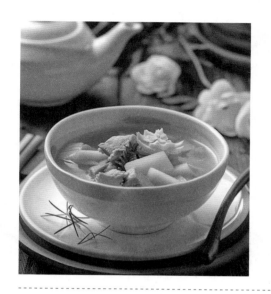

02 玉竹杏仁猪骨汤

- **食材:** 玉竹、北沙参、杏仁、白芍各 10 克,猪骨块 200 克,盐少许。

- **制作方法:** 将白芍、玉竹、北沙参、杏仁倒入清水泡发 10 分钟。锅中注水烧开,放入猪骨块,氽水捞出待用。砂锅中注水,倒入猪骨块、玉竹、北沙参、杏仁、白芍。大火煮开转小火煮 120 分钟至有效成分析出。加入盐,稍稍搅拌至入味即可。

本品滋阴柔缓。用于体虚眩晕。

03 甘菊粳米粥

- **食材:** 甘菊新鲜嫩芽 15~30 克,粳米 60 克,冰糖适量。

- **制作方法:** 甘菊新鲜嫩芽洗净,与淘洗干净粳米及适量冰糖同入锅中,加水煮粥,早、晚餐服用,每日 1 次,连服 7 日。

本品清肝降火。适用于情志不遂眩晕。

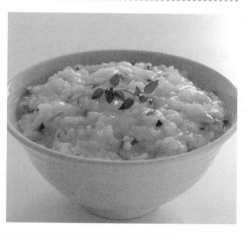

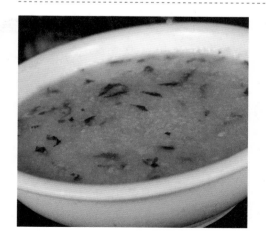

04 车前粳米粥

- **食材:** 车前子 15 克,粳米 60 克,玉米粉适量。

- **制作方法:** 车前子(布包)煎水去渣,加入淘洗干净的粳米煮粥,玉米粉适量用冷水调拌,调入粥内煮熟吃,每日 1 剂,常吃。

本品适用于饮食不节之眩晕。

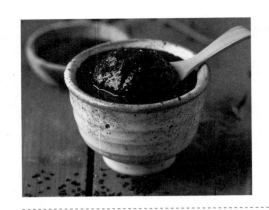

05 二黑膏

- **食材：** 黑芝麻 50 克，黑桑葚 500 克，蜂蜜 200 克。
- **制作方法：** 上三味放入砂锅中，加清水文火煎煮熬成膏，每日早晚两汤匙，开水冲服。

本品适用于年老体虚型眩晕。

06 虫草山药排骨汤

- **食材：** 排骨 400 克，虫草 3 根，红枣 20 克，枸杞 8 克，姜片 15 克，山药 200 克，盐、鸡粉各 2 克，料酒 16 毫升。
- **制作方法：** 山药切块，排骨氽水。锅中注水烧开，放入食材，小火煮 40 分钟。放入盐、鸡粉即可。

本品滋阴润燥，兼有补血之功。可用于体虚或久病头晕。

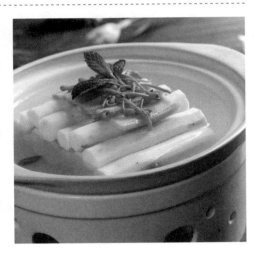

注意事项		
	1	建议应规律作息，避免劳累，适度运动，避免不良情绪，减少精神压力。
	2	若患者经常突发眩晕，应做好自我防护，避免突然晕倒造成严重伤害。
	3	若眩晕经常发作，切勿自行驾车或操作具有危险性的器械，以免发生事故，必要时应遵医嘱卧床休息。
	4	眩晕明显伴有头胀、面红头痛，肢体颤抖甚至晕倒时，应注意血压、呼吸、脉搏、神志等情况，警惕发生中风，建议去医院及时就诊。

不寐

不寐，亦称失眠，是指以经常不能获得正常睡眠为特征的病证，主要表现为睡眠时间、深度的不足。

不同不寐的区分

① **虚证：**表现为体质瘦弱、面色无华、神疲懒言、心悸健忘，多因脾失化源、肝失藏血、肾失藏精、脑海空虚所致。

② **实证：**表现为心烦易怒、口苦咽干、便秘溲赤等，多因心火亢盛、肝郁化火、痰火郁滞、气血阻滞所致。肝火内扰者，多急躁易怒而不寐；心胆虚怯者，多入睡后易惊醒；脾虚不运，心神失养者，多面色少华，肢倦神疲而不寐。

食疗与应用

01 桂圆莲子粥

- **食材：**圆糯米 60 克，桂圆肉 10 克，去芯莲子 20 克，红枣 6 枚，冰糖适量。

- **制作方法：**将莲子洗净，红枣去核，圆糯米洗净，浸泡在水中。圆糯米和莲子放入锅中，加水 600 毫升，小火煮 40 分钟，加入桂圆肉、红枣再熬煮 15 分钟，加冰糖，即可食用。隔天食用，连服 2 周，宜早餐食用。

本品养心宁神、健脾补肾，虚证实证均可选用。尤适用于虚证不寐。

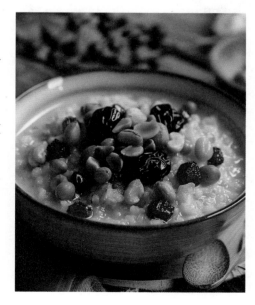

33

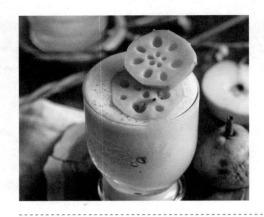

02 鲜藕梨汁

- **食材:** 鲜藕 1 节,梨子 1 个。
- **制作方法:** 将藕洗净,去藕节与外皮,梨去皮去核切碎,分别用洁净纱布绞取汁液。二汁合并,代茶饮。

本品清热化痰、除烦安神。用于虚证不寐。

03 莲心小麦粥

- **食材:** 浮小麦 30 克,莲子芯 10 克,小米 50 克。
- **制作方法:** 浮小麦加水煎汤去渣后,加入莲子芯、小米熬煮成粥,调味服食。日服 2 次。

本品交通心肾。适用于虚证不寐。

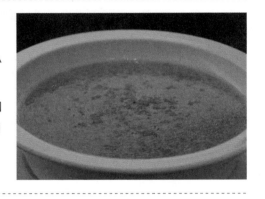

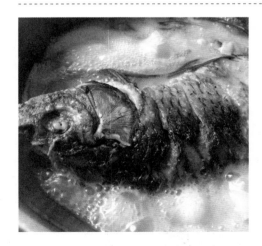

04 山药蒸鲫鱼

- **食材:** 鲫鱼 400 克,山药 80 克,葱段 30 克,姜片 20 克,盐 2 克,鸡粉 2 克,料酒 8 毫升。
- **制作方法:** 洗净去皮的山药切成粒。处理干净的鲫鱼两面切一字花刀,放入姜片、葱段、料酒、盐、鸡粉,拌匀,腌渍 15 分钟。将腌渍好的鲫鱼装入盘中,撒上山药粒,放上姜片。把蒸盘放入蒸锅中,水开后大火蒸 10 分钟,至食材熟透。

本品益气养阴、补脾肺肾。可用于虚证不寐。

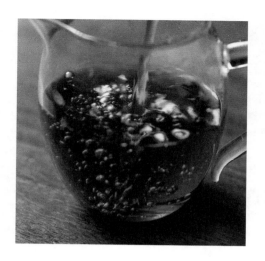

05 甘麦大枣汤

- **食材：** 炙甘草 90 克，小麦 30 克，大枣 10 克。
- **制作方法：** 将食材洗净，甘草、小麦、大枣同入锅中加水 600 毫升，用小火煎煮，取煎液二次混匀，早晚温服即可。

本品养心安神、和中缓急。适用于虚证失眠多梦等。

06 酸枣仁粥

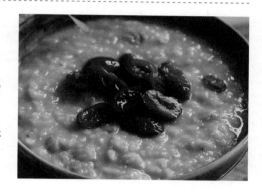

- **食材：** 酸枣仁 15 克，粳米 100 克。
- **制作方法：** 酸枣仁洗净捣碎后熬汁去渣，加入淘洗干净的粳米熬粥。睡前服用。

本品养血安神。对血虚引起的心烦失眠、心悸有效。

注意事项		
	1	养成良好的睡眠习惯，如有规律的就寝和起床时间，适当运动，睡前远离电子产品，避免饮用咖啡、含酒精的饮料等。
	2	若失眠比较严重，建议及时去医院治疗。
	3	长期服用地西泮、艾司唑仑等药物易成瘾，利少弊多。

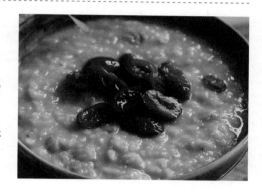

第四章

脾胃肝胆病的食疗

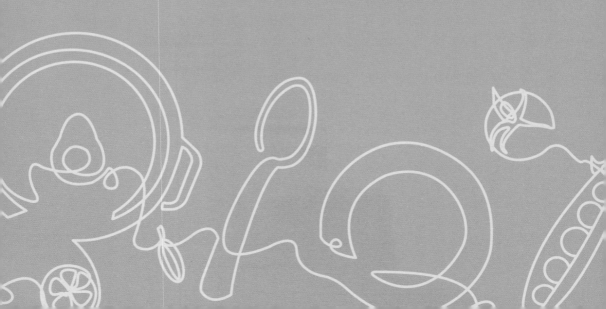

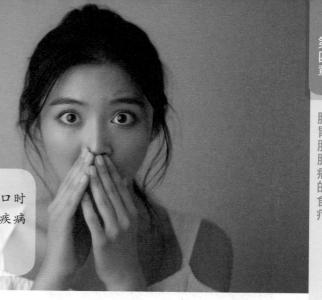

口臭

口臭是指因脾胃火旺而引起张口时出气腐臭难闻的病证，也是脾胃系疾病的主要症状。

不同口臭的区分

1 **实证口臭：** 胁胀不舒，泛酸嘈杂，口干口苦口臭；或胀满拒按，大便不爽。
2 **虚证口臭：** 口燥咽干，五心烦热，消瘦乏力，口渴思饮，大便干结。

食疗与应用

01 荔枝粥

- **食材：** 干荔枝5~7枚，粳米或糯米50克。
- **制作方法：** 将干荔枝去壳，与粳米或糯米同入锅中，加水适量煮为稀粥。晚餐食用，连吃3~5日为1个疗程。

本品补中益气、健脾和胃。适用于实证口臭。

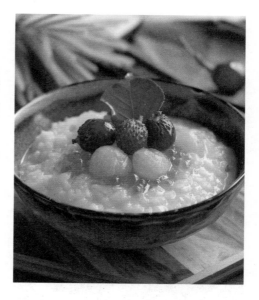

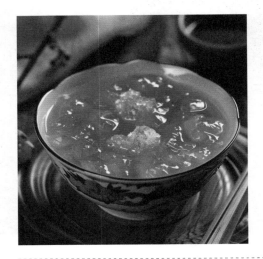

02 冰糖银耳羹

- **食材:** 银耳 10~12 克，冰糖适量。
- **制作方法:** 将银耳洗净后放碗内，加冷开水浸没，浸泡 1 小时左右，待银耳发胀后拣出杂物，再加冷开水及冰糖，放蒸锅内蒸熟。食银耳饮汁，每日 1 次，连吃 5 日。

本品滋阴润燥、养胃生津。适用于肾阴虚引起的口臭。

03 薄荷粥

- **食材:** 鲜薄荷 30 克，粳米 50 克。
- **制作方法:** 将鲜薄荷叶洗净，放入锅内加适量水煎熬 10~15 分钟，去渣取汁，将粳米淘洗干净，加入适量水熬制成粥，再加入薄荷汁，煮沸 5 分钟即可。每日数次，可常服。

本品辛凉清热、健脾和胃。适用于胃热盛的口臭。

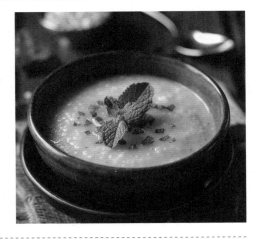

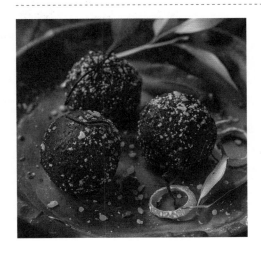

04 橙皮乌梅丸

- **食材:** 橙皮 1000 克，白砂糖 200 克，乌梅肉 100 克，甘草末 50 克，檀香末 25 克。
- **制作方法:** 橙皮切片，白砂糖、乌梅肉共同研末成粉，加甘草末、檀香末，揉成小丸，晾干。含口内，每日数次，可以常含。

本品滋阴调中。适用于肾阴虚型口臭。

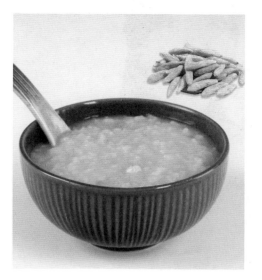

05 麦门冬粥

- **食材:** 麦门冬 20~30 克，粳米 50~100 克，冰糖适量。
- **制作方法:** 麦门冬洗净，入锅加水煎熬，去渣取汁，将粳米淘洗干净后放入锅中，加水适量，再将麦门冬汁与冰糖放入锅中，武火煮沸后改文火煮熟即可。每日 1 次，连服数日。

本品补中益气、健脾和胃。用于胃热阴虚证。

06 芦根红米粥

- **食材:** 鲜芦根 30 克，红米 50 克。
- **制作方法:** 以 1500 毫升水煎煮芦根，取汁 1000 毫升。将米下于汁水中，煮成粥服用。

本品清热生津、健脾和胃。用于胃火灼盛证之口臭。

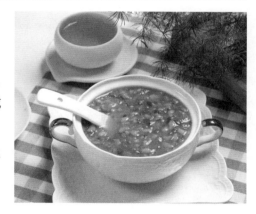

注意事项

1　平时要注意口腔卫生。

2　要少吃油腻食品，多吃清淡食品。

3　如果持续口臭伴有牙龈或牙齿、鼻子不适，请及时到医院专科就诊治疗。

呃逆

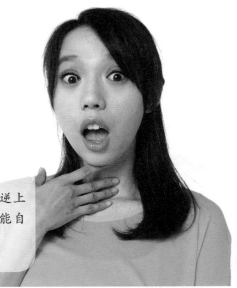

　　呃逆是指胃气上逆动膈,以气逆上冲,喉间呃呃连声,声短而频,不能自止为主要临床表现的病证。

不同呃逆的区分

1. **寒证:**呃声沉缓有力,胃脘不舒,得热则减,遇寒则甚,面青肢冷,舌苔白滑。
2. **热证:**呃声响亮,声高短促,胃脘灼热,口臭烦渴,面色红赤,便秘溲赤,舌苔黄厚。
3. **虚证:**呃声时断时续,呃声低长,气出无力,脉虚弱。
4. **实证:**呃逆初起,呃声响亮,声频有力,连续发作,脉实。

食疗与应用

01　丁香柿蒂汤

- **食材:** 柿蒂 10 克,丁香 3 克,生姜 5 克。
- **制作方法:** 将三味加适量水煎煮 15~20 分钟,每日 1 剂,分 2 次服用,连用 3 日。

本品温中散寒、降逆止呃。用于胃寒型呃逆。

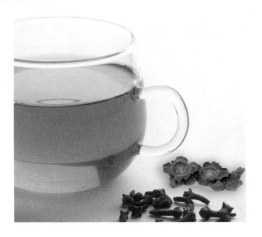

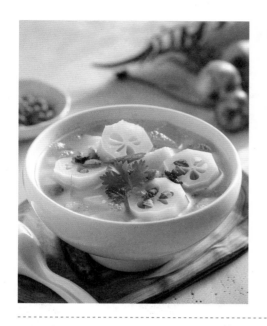

02 茯苓百合养胃汤

- **食材：** 茯苓、龙牙百合、白术、甘草、怀山药、党参各6克，莲藕块200克，盐2克。

- **制作方法：** 将茯苓、白术、甘草、怀山药、党参倒入清水泡发10分钟。龙牙百合泡发20分钟。砂锅中注水，倒入莲藕块、怀山药、党参、茯苓、白术、甘草，拌匀。大火煮开转小火煮100分钟至有效成分析出。放入龙牙百合，拌匀，加盖，续煮20分钟。

本品滋阴兼有清热。用于热证呃逆。

03 四物煎

- **食材：** 鸡内金6克，焦神曲9克，山楂炭12克，炒麦芽30克。

- **制作方法：** 上四味水煎，每日1剂，连服3~5日。

本品清胃泻火、降逆止呃。

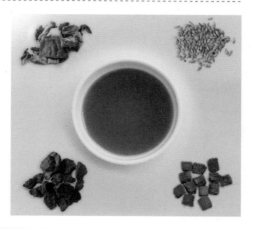

04 山楂枳壳粥

- **食材：** 山楂20克，枳壳10克，粳米100克，白糖10克。

- **制作方法：** 将干枳壳研末，山楂切片，与粳米同煮，煮开后改小火煮，煮成稀粥，加白糖调味即可，空腹食用。

本品行气和中降逆。适用于呃逆连作，脘胁胀满实证呃逆。

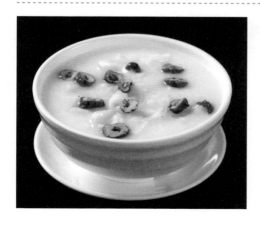

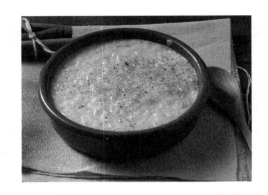

05 砂仁粥

- **食材：** 砂仁 5 克，粳米 100 克。
- **制作方法：** 粳米煮粥，砂仁研末成粉后加入粥中，再煮沸 5~10 分钟即可，温热服用，早晚各 1 剂，连用 3 日。

本品养阴润肺。可用于阴虚呃逆。

06 生地麦冬汤

- **食材：** 生地 10 克，麦冬 15 克，冰糖适量。
- **制作方法：** 将生地、麦冬洗净，放入锅内，炖煮 30~40 分钟，再加入冰糖即可，每日 1 次，连服数日。

本品滋阴益胃。适用于胃阴虚引起的呃逆。

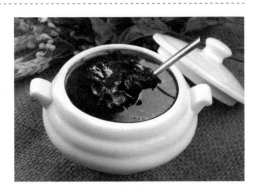

注意事项		
	1	忌食一切生冷食品，因生冷食品食用后不易消化，可使症状加重。
	2	忌食刺激性调味品，如辣椒粉、胡椒粉、芥末等刺激物，都容易引起胃气上逆，加重呃逆发作。
	3	呃逆控制后，做胃肠钡剂 X 线透视及内窥镜等检查，有助于诊断。

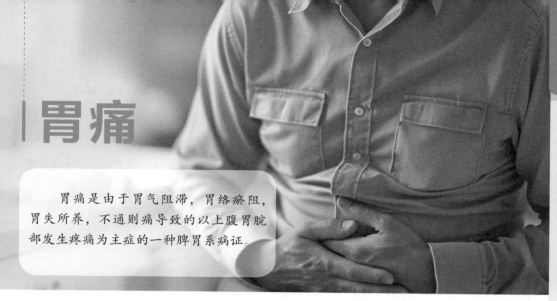

胃痛

胃痛是由于胃气阻滞，胃络瘀阻，胃失所养，不通则痛导致的以上腹胃脘部发生疼痛为主症的一种脾胃系病证。

▌不同胃痛的区分

❶ **寒证胃痛：**多见胃脘冷痛，因饮冷受寒而发作或加重，得热则痛减，遇寒则痛增。

❷ **热证胃痛：**多见胃脘灼热疼痛，进食辛辣燥热食物易于诱发或加重，喜冷恶热，胃脘得凉则舒。

❸ **虚证胃痛：**久病体虚者，其胃痛隐隐，痛势徐缓而无定处，或摸之莫得其所，时作时止，痛而不胀或胀而时减，饥饿或过劳时易诱发疼痛或致疼痛加重，揉按或得食则疼痛减轻。

❹ **实证胃痛：**新病体壮者，其胃痛兼胀，表现胀痛、刺痛，痛势急剧而拒按，痛有定处，食后痛甚。

▌食疗与应用

01 **萝卜饼**

- ▪ **食材：**白萝卜250克，面粉250克，生姜、葱、食盐、菜油各适量。

- ▪ **制作方法：**白萝卜切细丝，炒至五成熟，加生姜、葱、食盐调成馅，面粉加水适量和成面团，擀成薄片，将调好的馅填入，制成小饼，放入油锅内烙熟即可。

本品健脾理气消食。用于食积引起实证胃脘痛。

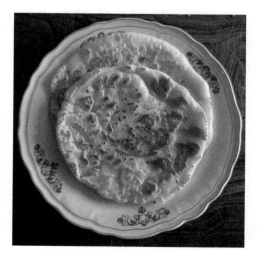

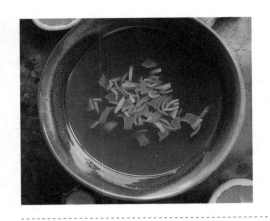

02 生姜橘皮饮

■ **食材:** 生姜、橘皮、橘络、橘叶各 20 克。

■ **制作方法:** 将上四味洗净,加入锅中,加水 1500 毫升,煎煮 30 分钟,去渣取汁即可,每日 1 剂,上下午分服。

本品疏肝理气。用于胃脘胀满疼痛,痛及两胁者。

03 苹果红枣陈皮瘦肉汤

■ **食材:** 苹果块 200 克,瘦肉 120 克,水发木耳 100 克,红枣 15 枚,陈皮 5 克,高汤适量。

■ **制作方法:** 瘦肉汆水。锅中注入高汤烧开,倒入瘦肉。放入其余食材,用大火烧开后转小火炖 1 ~ 3 小时后即可。

本品健脾祛湿。用于实证胃痛。

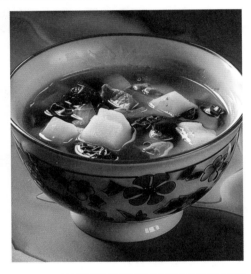

04 芍药五花汤

■ **食材:** 芍药 15 克,炙甘草 3 克,佛手花 3 克,扁豆花、厚朴花、绿萼梅 3 克,枳壳花 3 克。

■ **制作方法:** 将芍药、甘草洗净,放入锅中,加水 1500 毫升,大火煮沸后用小火煎煮 30 分钟,加扁豆花等五花,再煮五分钟,去渣取汁即可,每日 1 剂,上下午分服。

本品疏肝解郁清热,用于热证胃痛。

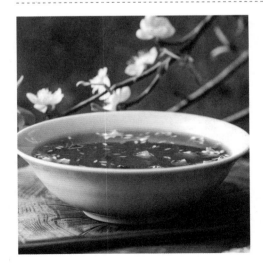

05 甘草大枣汤

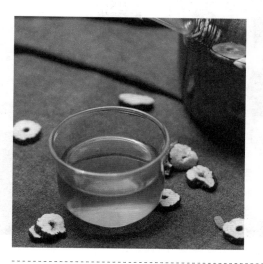

- **食材:** 水发小麦 75 克，甘草、红枣各少许，白糖 3 克。
- **制作方法:** 砂锅中注入适量清水烧热，倒入洗好的红枣、甘草。盖上锅盖，用大火煮沸。揭开锅盖，倒入洗净的小麦，拌匀。再盖上锅盖，用中小火煮 1 小时至熟。放入白糖，搅拌匀至白糖溶化即可。

本品和中缓急。用于虚证胃痛。

06 砂仁黄芪猪肚汤

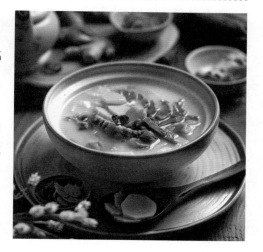

- **食材:** 砂仁 20 克，黄芪 15 克，姜片 25 克，猪肚 350 克，水发银耳 100 克，盐、鸡粉各 3 克，料酒 20 毫升。
- **制作方法:** 银耳切块，猪肚切条。锅中注水烧开，银耳热水煮约半分钟。猪肚加料酒煮至变色。食材用小火炖 1 小时，加入盐、鸡粉即可。

本品化湿开胃。可用于寒证胃痛。

注意事项		
	1	应饮食有节，定时定量，搭配合理，科学进餐。
	2	忌食烟、酒，勿食辛辣刺激性强食物，避免长期进食过热、过酸、熏烤及腌制食物。
	3	如果胃痛持续不愈，一般需明确诊断，应及时到医院就诊，常规做上消化道 X 线钡剂透视、纤维胃镜及病理组织学检查等。

呕吐

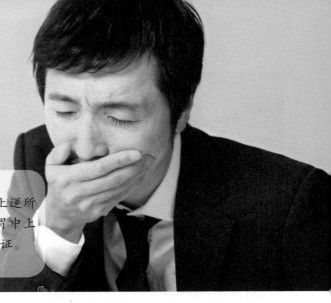

呕吐是由于胃失和降、胃气上逆所致的以饮食、痰涎等胃内之物从胃中上涌，自口而出为临床特征的一种病证。

不同呕吐的区分

① **实证呕吐：** 起病较急，常突然发生，病程较短，呕吐量多，呕吐如喷，吐物多酸腐臭秽。

② **虚证呕吐：** 起病缓慢，或见于病后，病程较长，吐物不多，呕吐无力，吐物酸臭不堪。

食疗与应用

01 二豆粥

- **食材：** 白扁豆 50 克，绿豆 50 克，粳米 100 克，白糖少许。

- **制作方法：** 食材文火一起煮成粥，加白糖调味即可，上下午服用。

  本品补中益气、健脾和胃。用于虚证呕吐。

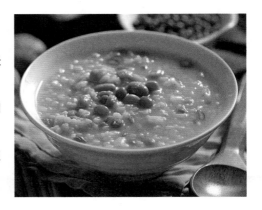

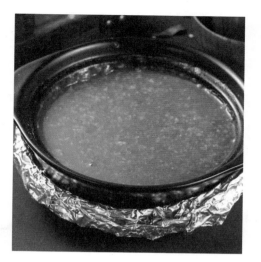

02 紫苏生姜粥

- **食材:** 新鲜紫苏 10 克, 生姜 10 克, 粳米 100 克。
- **制作方法:** 将紫苏、生姜洗净, 加 1500 毫升水, 煎煮 20 分钟, 去渣取汁。将粳米加入锅中, 将已经煎煮汁水再加入适量水, 熬制成粥。

本品温中散寒止呕。用于虚证呕吐兼有风寒。

03 柠檬甘蔗汁

- **食材:** 柠檬 60 克, 甘蔗 250 克。
- **制作方法:** 柠檬、甘蔗切碎并且捣烂, 榨取汁液, 代饮料服用。

本品滋阴养胃。适用于虚证呕吐。

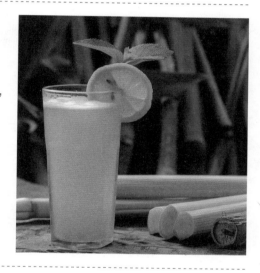

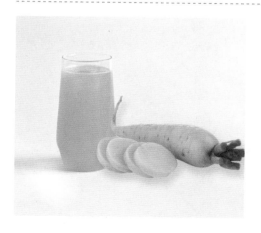

04 莱菔子汤

- **食材:** 莱菔子 30 克。
- **制作方法:** 将食材微炒, 再加 1500 毫升水煎 10 分钟, 少量多次服用。

本品下气宽中、消食化痰。用于呕吐酸腐, 脘腹胀满之实证呕吐。

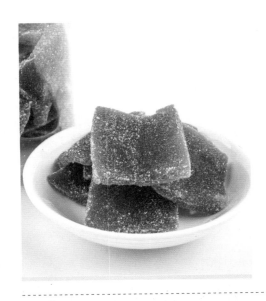

05　丁香姜糖

- **食材:** 丁香粉 5 克，生姜末 30 克，茯苓末 20 克，冰糖或白砂糖 50 克，香油适量。

- **制作方法:** 将糖加水少许放砂锅内，文火熬化，加入生姜、丁香、茯苓，熬至挑起不粘手；另备一陶瓷盆，涂以小磨香油，将糖倒入摊平，稍冷后趁软切小块，平时食用。

本品健脾温中、降逆止呕。适用于虚证呕吐。

06　合欢花粥

- **食材:** 干合欢花 20 克或鲜合欢花 40 克，粳米 50 克，红糖适量。

- **制作方法:** 将合欢花和粳米放入锅中，加入适量水，熬制成粥，加入红糖即可，分次服用。

本品疏肝理气、和胃止呕。适合于实证呕吐。

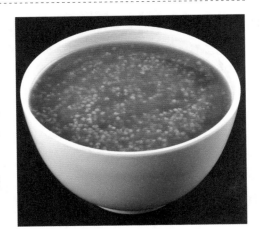

注意事项	1	忌食辛辣，如烟、酒、葱、韭菜、大蒜等刺激性食品和海腥之品。
	2	宜食流质或半流质的饮食。
	3	如果呕吐持续不愈，一般需明确西医诊断，应及时到医院就诊，常规做腹部 CT、X 线片、B 超等。

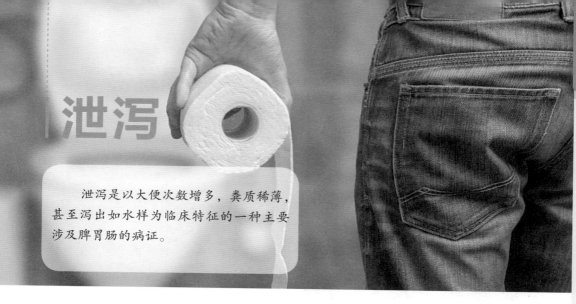

泄泻

泄泻是以大便次数增多，粪质稀薄，甚至泻出如水样为临床特征的一种主要涉及脾胃肠的病证。

不同泄泻的区分

1 **寒证泄泻：**一般而言，粪质清稀如水，或稀薄清冷，完谷不化，腹中冷痛。

2 **热证泄泻：**粪便黄褐，臭味较重，泻下急迫，肛门灼热。

3 **虚证泄泻：**病程较长，腹痛不剧烈且喜按，小便正常。

4 **实证泄泻：**起病急，病程短，脘腹胀满，腹痛拒按，泻后痛减。

食疗与应用

01 **干姜粥**

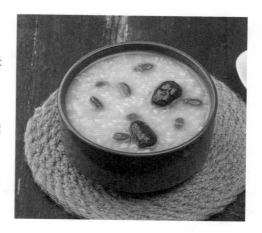

- **食材：**干姜5克，红枣3~5枚，粳米100克，枸杞若干。

- **制作方法：**先将干姜煎煮，去渣取汁，再将汁水加入锅中，加入红枣、粳米煮粥即可，日服1次，宜当早餐。

本品温中健脾、散寒止泻。用于寒证泄泻。

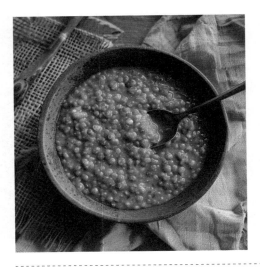

02 青蒿绿豆粥

- **食材:** 青蒿 5 克,西瓜翠衣 60 克,鲜荷叶适量,绿豆 30 克,赤茯苓 12 克。
- **制作方法:** 将青蒿、西瓜翠衣、赤茯苓入锅内煮沸,取汁。绿豆、荷叶共同煮为稀粥,粥成后去荷叶,加入药汁,再煮沸即可,日服 2 次,连续服用 1 周。

本品清热解毒、利湿止泻。用于热证泄泻。

03 神曲茯苓粥

- **食材:** 神曲 15 克,茯苓 15 克,粳米 50 克。
- **制作方法:** 神曲、茯苓碾成末,与粳米共同煮成粥即可,每日 1 次,连续服用 3~4 日。

本品消食导滞止泻。用于实证泄泻。

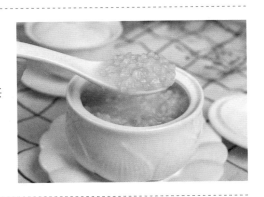

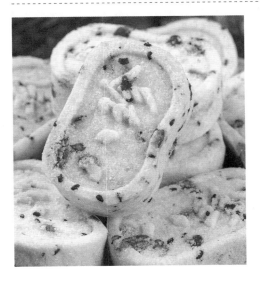

04 八珍糕

- **食材:** 薏苡仁、芡实、扁豆、莲子、山药各 90 克,党参、茯苓各 60 克,白术 30 克,白糖 240 克,白米粉适量。
- **制作方法:** 除白米粉外的其余食材共同研细末,同白米粉混匀,加水和匀,蒸熟为糕,平素常食。

本品健脾益气、渗湿止泻。适用于各种泄泻。

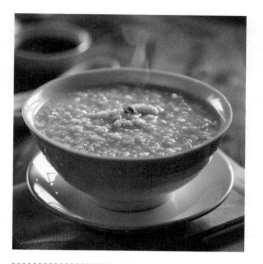

05 茶茗粥

- **食材：** 陈皮 10 克，茯苓 10 克，粳米 50 克，绿茶叶 10 克，乌梅 10 克。
- **制作方法：** 开水冲泡陈皮、乌梅、绿茶叶后取汁，茯苓碾成细粉，将汁水、茯苓粉与粳米共同煮粥即可，每日 1 次，分早晚分服。

本品疏肝止泻。适用于热证泄泻。

06 附子茯苓粥

- **食材：** 制附子 6 克，茯苓 20 克，粳米 60 克。
- **制作方法：** 先将附子煎煮 30~50 分钟，取汁，加入茯苓、粳米一同煮成粥即可，分早、晚餐食用。

本品温阳利水、化湿止泻。适用于寒证泄泻。

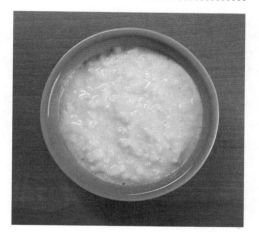

注意事项		
	1	禁食生冷、水果及辛辣发物。
	2	泄泻的食疗一定要辨证论治进行，切忌强行止泻，否则外邪不除，壅闭于内。
	3	如果泄泻持续不愈，一般需明确诊断，应及时到医院就诊，做大便检查、大便细菌培养、结肠 X 线片及内窥镜等。

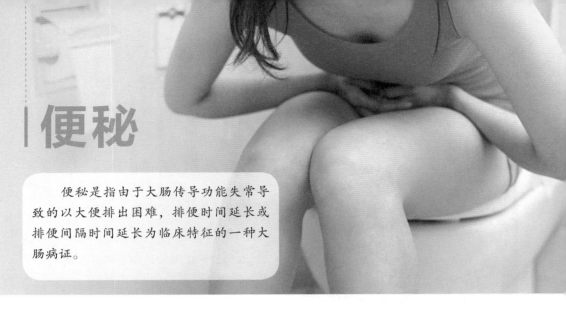

便秘

便秘是指由于大肠传导功能失常导致的以大便排出困难，排便时间延长或排便间隔时间延长为临床特征的一种大肠病证。

不同便秘的区分

1. **寒证便秘：**粪质干结，排出艰难。
2. **热证便秘：**粪质干燥坚硬，便下困难，肛门灼热。
3. **虚证便秘：**年高体弱，久病新产，粪质不干，欲便不出，便下无力。
4. **实证便秘：**年轻气盛，腹胀腹痛，嗳气频作，面赤口臭。

食疗与应用

01 凉拌菠菜

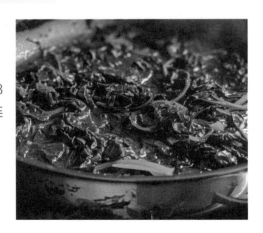

- **食材：**鲜菠菜 250 克，麻油 15 克。
- **制作方法：**将菠菜洗净，放沸水中烫 3 分钟取出，用麻油拌食，每日 2 次，连服数天。

本品清热润燥通便。用于热证便秘。

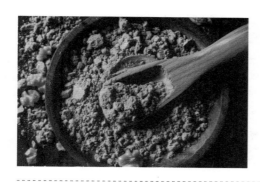

02 胡桃仁粉

- **食材:** 胡桃仁 5 个。
- **制作方法:** 将胡桃仁烤干研磨成粉,睡前开水送服,连服 1~2 个月。

本品润肠通便。用于各证便秘。

03 胡萝卜蜂蜜方

- **食材:** 胡萝卜 250~300 克,蜂蜜少许。
- **制作方法:** 将胡萝卜煮熟,蘸蜂蜜食用,每日 2 次。

本品滋阴润肠通便。适用于虚证泄泻。

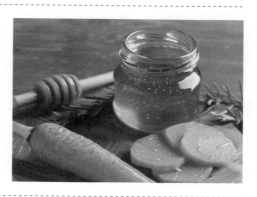

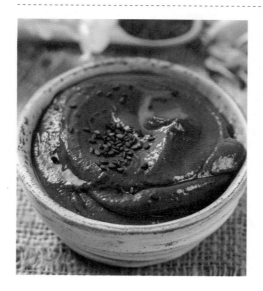

04 黄芪芝麻糊

- **食材:** 黑芝麻 60 克,蜂蜜 60 克,黄芪 18 克。
- **制作方法:** 将芝麻捣烂,磨成糊状,煮熟后调蜂蜜。用黄芪煎煮,去渣取汁,用黄芪汁冲服,分 2 次服完,每日 1 剂,连服数剂。

本品健脾益气通便。适用于虚证便秘。

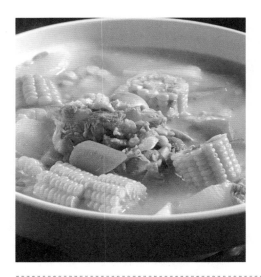

05 利水排骨汤

- **食材:** 排骨 300 克,香菇 100 克,玉米块 100 克,板栗仁 100 克,杏鲍菇 100 克,冬瓜 100 克,胡萝卜 100 克。

- **制作方法:** 洗净的香菇去蒂,切丝;杏鲍菇切片;冬瓜切小块,胡萝卜切小块。锅中倒入洗净的排骨,放入香菇、玉米块、板栗仁、杏鲍菇、冬瓜、胡萝卜,煲煮 2 小时即可。

本品利水通便。用于各证便秘。

06 肉桂松子粥

- **食材:** 肉桂粉 10 克,松子仁 50 克,粳米 100 克。

- **制作方法:** 将松子仁洗净后晒干,微火炒香,加入肉桂粉、粳米一起加入砂锅中,加水适量,煮沸后改用小火煨成稠粥即可,分早、晚 2 次服,可加白糖或蜂蜜调味。

本品温阳润肠通便。适用于虚证便秘。

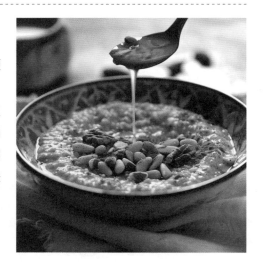

注意事项	1	食物宜选用滋润疏利通导者为要。
	2	油腻肥厚之品助热,实热便秘者慎用,但油脂又具有润肠之功,故宜适量服用。一般煎炸烤烙的食物,易使肠胃生热,而炖煮肥腻,则可润肠。
	3	如果便秘持续不愈,一般需明确诊断,应及时到医院就诊,常规做纤维结肠镜等。

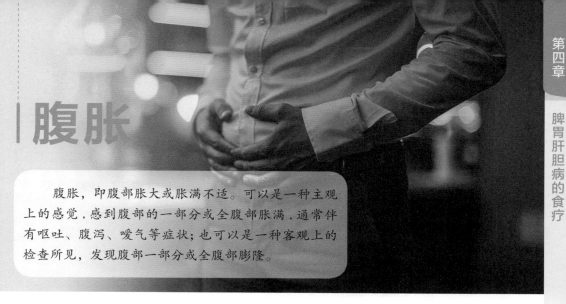

腹胀

腹胀，即腹部胀大或胀满不适。可以是一种主观上的感觉，感到腹部的一部分或全腹部胀满，通常伴有呕吐、腹泻、嗳气等症状；也可以是一种客观上的检查所见，发现腹部一部分或全腹部膨隆。

不同腹胀的区分

1 **虚证腹胀：**多为脾胃虚弱引起，表现为腹部按之不硬，喜按，脉虚或濡或浮大。

2 **实证腹胀：**多为实邪内阻，如气结、湿阻、食积、腑实等引起，多表现为腹部按之硬满，不喜按，脉沉而实、迟而滑、盛而坚或坚以涩。

食疗与应用

01 山楂粥

- **食材：**鲜山楂 10 克，粳米 50 克，白糖 10 克。

- **制作方法：**鲜山楂切片，炒至棕黄色，加温水浸泡片刻，煎取浓汁 150 毫升，再加水 300 毫升，加入粳米和白糖，煮至稠粥即可服食。宜在两餐间作点心服用，不宜空腹服用，以 7~10 日为 1 个疗程。

本品健脾胃、消食积、散瘀血。适用于实证腹胀。

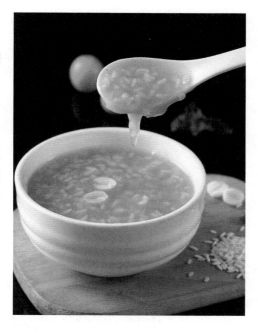

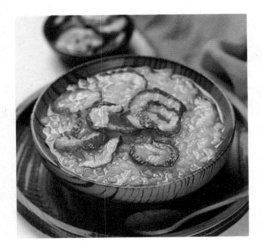

02 山楂郁李仁粥

- **食材：** 山楂、郁李仁各 20 克，大米 100 克，盐 2 克。
- **制作方法：** 大米泡发洗净；郁李仁、山楂洗净切薄片；锅置火上，倒入清水，放入大米，以大火煮至米粒开花。加郁李仁、山楂同煮至浓稠状，调盐拌匀即可。

本品行气宽中、解郁安神。用于实证腹胀。

03 山药枸杞兔骨汤

- **食材：** 兔骨 200 克，猪骨 180 克，山药 150 克，桂圆肉、枸杞、姜片各少许。
- **制作方法：** 山药切小块，备用。猪骨、兔骨汆去血水。砂锅中注水烧开，倒入桂圆肉、枸杞、姜片。放入兔骨、猪骨，倒入山药，淋入料酒。烧开后用小火煮约 1 小时至食材熟透。

本品滋补肝肾。用于虚证腹胀。

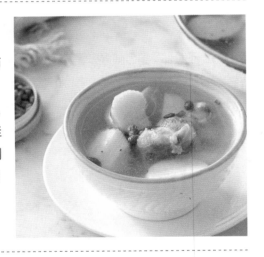

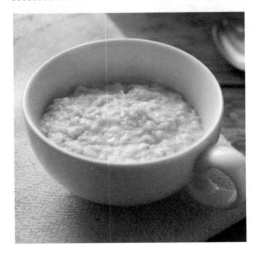

04 鸡内金粥

- **食材：** 鸡内金 6 克，粳米 100 克。
- **制作方法：** 鸡内金用小火炒至黄褐色，研磨成细粉；粳米淘洗干净，入锅加水煮粥，粥快熟时加入鸡内金粉略煮即可。温热服用，每日服 2 次，可作早、晚餐。

本品健脾益胃、消食磨积。适合虚证腹胀。

05 参芪白术粥

- **食材：** 黄芪 30 克，白术 15 克，人参 5 克，粳米 100 克，白糖适量。
- **制作方法：** 将黄芪、白术水煎取汁 200 毫升，粳米淘洗干净，加入适量水煮沸，撇去浮沫，放入人参片，倒入煎汁，小火煮至粥成，放入白糖拌匀即可。

本品补元气、疗虚损、健脾胃。适用于虚证腹胀。

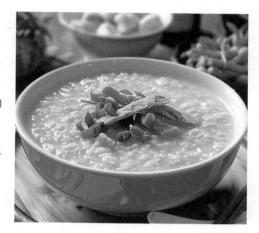

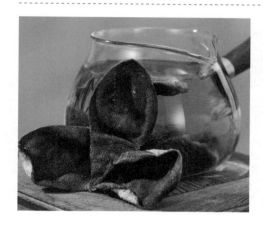

06 陈皮薏米汤

- **食材：** 薏苡仁 30 克，陈皮 15 克，白糖适量。
- **制作方法：** 将薏苡仁、陈皮分别洗净，放入砂锅中加水 500 毫升，小火煮 30 分钟，加入白糖调味即可，随餐服用，薏苡仁可食。

本品祛水湿、消气滞。适用于虚证腹胀。

注意事项		
	1	调整饮食，尽可能减少易产气食物摄入，如高糖食物、豆类或牛奶。
	2	调节情志，克服不良情绪，如焦躁、忧虑、悲伤、沮丧、抑郁等不良情绪可使消化功能减弱，刺激胃部制造过多胃酸，其结果是胃气增多，腹胀加剧。
	3	加强身体锻炼。每日坚持适量运动，不仅有助于克服不良情绪，还可以帮助消化系统维持正常功能。
	4	若长期反复出现腹胀、食欲缺乏、体重下降明显，建议到医院完善相关检查，如电子胃肠镜、大便常规等检查，排除胃癌等器质性疾病。

第五章

肾系疾病的食疗

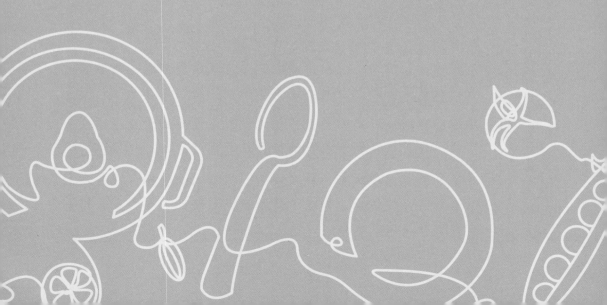

水肿

水肿是指体内水液潴留，泛滥肌肤，出现头面、眼睑、四肢、腹背甚至全身浮肿的病证。

▌不同水肿的区分

①阳水： 多由感受风邪、疮毒而来，发病较急，每成于数日之间，浮肿由面目开始，自上而下，继及全身，肿处皮肤绷紧光亮，按之凹陷即起，身热烦渴，小便短赤，大便秘结，脉滑有力。

②阴水： 多因饮食劳倦、先后天脏腑亏损，或阳水失治、误治转化所致，发病缓慢，浮肿由足踝开始，自下而上，继及全身，肿处皮肤松弛，按之凹陷不易恢复，甚则按之如泥，身冷不热，不渴，小便或短，但不赤涩，大便溏薄，脉沉细无力。

▌食疗与应用

01 瓜蒜盅

□ **食材：** 蒜 100 克，西瓜 1 个。

□ **制作方法：** 洗净西瓜，顶端挖一个三角形洞，放入去皮大蒜，再用挖下的瓜盖好。盛盘中，隔水蒸熟，趁热饮汁。

本品清热解毒、利水消肿。适用于阳水证。

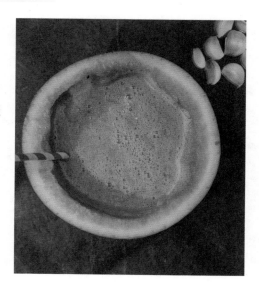

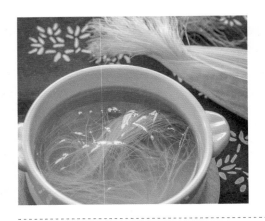

02 玉米须速溶饮

- **食材:** 鲜玉米须 1000 克,白糖 500 克。
- **制作方法:** 水煮玉米须取汁,入糖搅拌,待冷却后装瓶备用。每次 10 克,开水冲服,1 日 3 次。

本品利尿消肿。适用于各证水肿。

03 冬瓜粥

- **食材:** 新鲜连皮冬瓜 80~100 克(或冬瓜子干 10~15 克),粳米适量。
- **制作方法:** 先将冬瓜洗净切块,冬瓜、粳米一同入锅,加水 1000 毫升,煮至瓜烂米熟即可,可作早、晚餐服用。

本品清热止渴、利尿消肿、化痰止咳。适用于各证水肿。

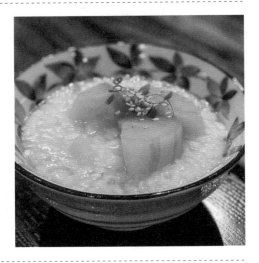

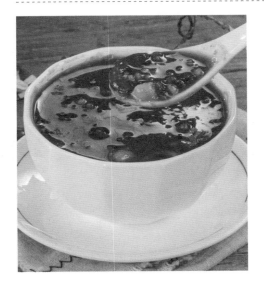

04 莲子赤豆羹

- **食材:** 去芯莲子、赤小豆各 50 克,白糖适量。
- **制作方法:** 赤小豆用水浸泡一夜,将莲子、赤小豆一起放置锅中,加入适量水熬煮至熟烂,加入白糖即可,每日分 2~3 次服用,可作点心服食。

本品健脾利水消肿。适用于阴水证。

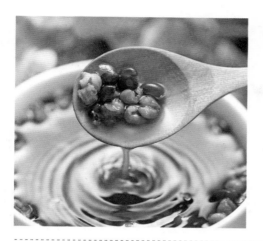

05 薏苡仁赤小豆粥

- **食材：** 薏苡仁 60 克，赤小豆 30~50 克。
- **制作方法：** 将赤小豆放入锅中加水同煮至豆皮开裂，再加薏苡仁续煮至豆烂米熟即可，每日早晚温热食用。

本品健脾渗湿、利水消肿。适用于各类水肿。此粥利水作用较强，津液不足，大便干燥，尿频尿多，遗尿者慎服。

06 黄芪粥

- **食材：** 糯米 60 克，生黄芪、生薏苡仁各 30 克，赤小豆 15 克，鸡内金（研磨成粉）9 克，金橘饼 2 枚。
- **制作方法：** 将上述食材用水 600 毫升略泡，先煎煮黄芪 30 分钟，去渣后再加入薏苡仁、赤小豆，续煮 30 分钟，接下来下入鸡内金粉、糯米，煮熟成粥分 2 次饮服，随后再嚼服金橘饼 1 枚。

本品益气健脾、利尿消肿。适用于阴水证。

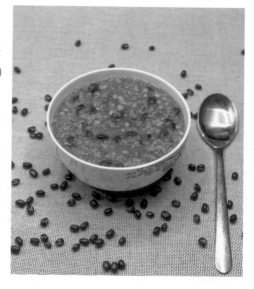

注意事项		
	1	水肿当明确病因，及时治疗，这是治疗水肿的关键。
	2	外感风邪是水肿发生与复发的重要因素，为防止风邪外袭，故患者应注意保暖，并参与适当的体育锻炼，以增强机体抗病能力。
	3	注意饮食调摄，监测体重及尿量。水肿初期，忌盐限水，肿势渐退后，逐步改为低盐；忌食辛辣刺激食物。

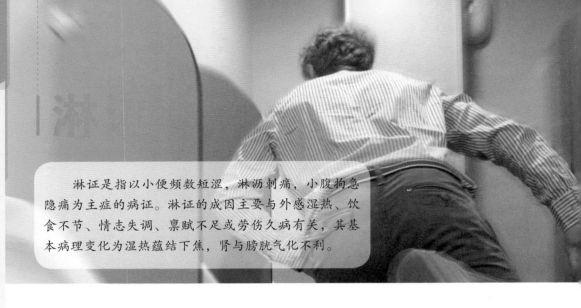

淋证是指以小便频数短涩，淋沥刺痛，小腹拘急隐痛为主症的病证。淋证的成因主要与外感湿热、饮食不节、情志失调、禀赋不足或劳伤久病有关，其基本病理变化为湿热蕴结下焦，肾与膀胱气化不利。

不同淋证的区分

1 外感湿热： 因下阴不洁，秽浊之邪从下侵入机体，上犯膀胱，或由小肠邪热、心经火热、下肢丹毒等他脏外感热邪传入膀胱，发为淋证。

2 饮食不节： 多食辛热肥甘之品，或嗜酒太过，脾胃运化失常，积湿生热，下注膀胱，乃成淋证。

3 情志失调： 情志不遂，肝气郁结，三焦通调失常，或气郁化火，气火郁于膀胱，导致淋证。

4 禀赋不足或劳伤久病： 禀赋不足，肾与膀胱先天畸形；或久病缠身，劳伤过度，房事不节，多产多育；或久淋不愈，耗伤正气；或妊娠、产后脾肾气虚，膀胱易于感受外邪，而致本病。

食疗与应用

01 金石赤豆粥

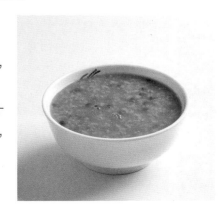

- **食材：** 金钱草 50 克，石韦 30 克，赤小豆 30 克，粳米 50 克。
- **制作方法：** 将金钱草、石韦水煎，去渣取汁 500 毫升，后入赤小豆、粳米煮粥。空腹服用，连服 10~15 日。

本品清热利湿通淋。适用于外感湿热型淋证。

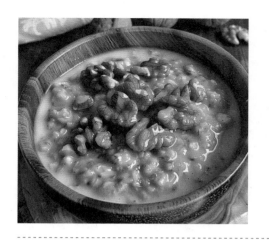

02 胡桃粥

- **食材:** 胡桃仁 120 克,粳米 100 克,白糖适量。
- **制作方法:** 胡桃仁及粳米洗净入锅加水,煮成稀粥,加入白糖调味,每日服用 1~2 次。

本品健脾益肾、利水通淋。适用于脾肾亏损所致的劳淋。

03 葡萄煎

- **食材:** 新鲜葡萄、新鲜藕片及鲜地黄各250 克,蜂蜜适量。
- **制作方法:** 将新鲜葡萄、新鲜藕片及鲜地黄分别洗净,分别榨成汁液,混合煎煮15 分钟,分 2 次服用,服用时加入蜂蜜,连服 3~7 天。

本品清热滋阴。适用于外感湿热型淋证,脾胃虚弱者不宜久服。

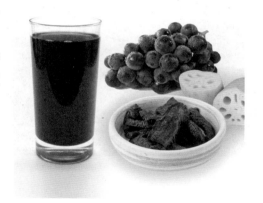

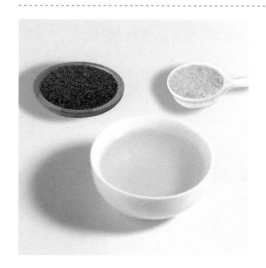

04 车前子饮

- **食材:** 车前子 30 克,粳米 50 克。
- **制作方法:** 车前子用纱布包好,加水500 毫升,煎至 300 毫升去药包;粳米淘洗干净加水煮成稀粥,将车前子汁与粳米粥混合温服,每日 2 次。

本品清热利尿、渗湿止泄。适用于外感湿热型淋证。

05 车前叶羹

- **食材：** 车前子叶 500 克，葱白 10 克，粳米 30 克，淡豆豉 15 克。
- **制作方法：** 先将粳米淘洗干净，车前子叶切碎、葱白切断，上三者同淡豆豉放入锅中加水煮成羹，再加盐、醋调味，宜空腹服用。

本品清热利尿。适用于外感湿热型淋证。

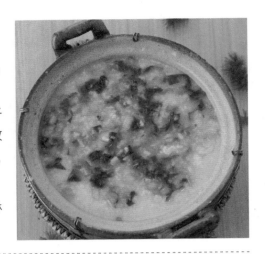

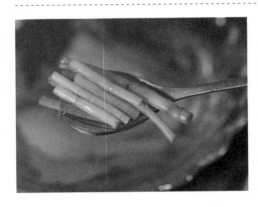

06 二鲜饮

- **食材：** 鲜藕 120 克，鲜茅根 120 克。
- **制作方法：** 鲜藕洗净切成片，鲜茅根切碎，放入锅中加水 500 毫升，武火煮沸，文火煮 30 分钟，取汁饮。

本品清热凉血利尿。适用于湿热型淋证。

注意事项		
	1	注意外阴清洁，不憋尿，多饮水，每 2~3 小时排尿 1 次，房事后即行排尿，防止秽浊之邪从下阴上犯膀胱。
	2	避免纵欲过劳，保持心情舒畅，以提高机体抗病能力。
	3	妇女在月经期、妊娠期、产后更应注意外阴卫生，以免虚体受邪。
	4	注意观察尿液的性质，有无血尿、浑浊尿及砂石排出。

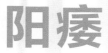

阳痿

　　阳痿是指成年男性性交时阴茎痿软不举，或举而不坚，或坚而不久，无法进行正常性生活的病证。

不同阳痿的区分

① 情志失调情志不遂，忧思郁怒，致肝失条达，疏泄不利，气机不畅，脉络不张，血液不充，宗筋弛纵，则病阳痿。

② 劳逸失度劳心劳力，操劳太过，致劳伤心脾，伤精耗气，气血不足，宗筋失荣，故阳痿难举。

③ 饮食不节过食醇酒厚味，损伤脾胃，致脾胃虚弱，气血生化不足，不能输布精微以养宗筋，则宗筋不举而痿软。

④ 禀赋不足或劳欲过度，或恣情纵欲，房事过度，或少年手淫，或早婚多育，或久病及肾，以致肾精亏损，命门火衰，宗筋失于温养则痿软不兴。

食疗与应用

01 韭菜炒胡桃仁

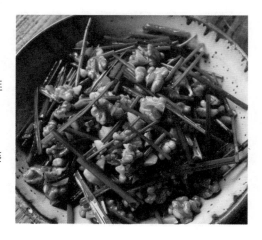

- **食材：** 核桃仁 60 克，韭菜 150 克。
- **制作方法：** 先将核桃仁用香油炸黄。韭菜切段与胡桃仁同炒，菜熟后调味即成。每日 1 次，佐餐随量食用。

　　本品温肾助阳。可治肾阳虚所致阳痿不举。

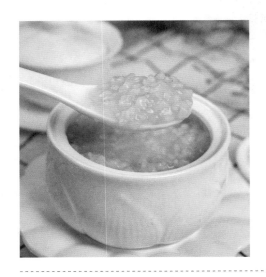

02 菟丝子粥

- **食材:** 菟丝子 30 ~ 60 克（鲜者可用 60 ~ 100 克），粳米 100 克，白糖适量。
- **制作方法:** 先将菟丝子捣碎，水煎，去渣取汁，入粳米煮粥，粥将成时，加入白糖稍煮即可。早、晚服用，7 ~ 10 日为 1 个疗程，隔 3 ~ 5 日再服。

本品补肾益精、养肝明目。适用于肾气不足所致的阳痿。

03 怀山百合蛋黄糖汁

- **食材:** 铁棍山药 30 克，百合 60 克，熟鸡蛋黄 2 个，冰糖适量。
- **制作方法:** 将鸡蛋黄捣碎；铁棍山药洗净去皮切断，百合洗净，放入锅中同 3 碗水一起熬煎，剩 2 碗水时，加入捣碎的鸡蛋花拌匀，再加入冰糖拌匀后即可。分 3 次服完。

本品补益心脾。主治心脾两虚型阳痿。

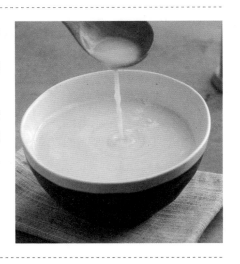

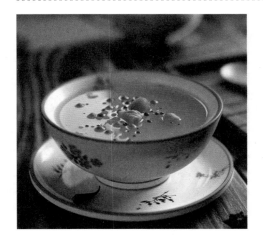

04 三宝补肾汤

- **食材:** 栗子 10 颗，核桃 2~3 枚，芡实 20 克。
- **制作方法:** 芡实浸泡 1 晚。锅中加水，大火烧开转小火煎煮。栗子、核桃研末，待芡实熟透时，加入锅中再煮 5 分钟即可。

本品健脾补肾、固肾涩精、清热利湿。可以调治湿热肾虚阳痿。

05 海参煲

- **食材：** 菟丝子 10 克，桑葚子 10 克，杜仲 25 克，枸杞 15 克，红枣 20 枚，水发海参 150 克，鸡肉 300 克。
- **制作方法：** 锅中注水烧开，放入海参，氽煮片刻，捞出备用。往锅中倒入鸡肉，氽煮片刻，捞出，装盘待用。砂锅中注水，倒入鸡肉、海参、杜仲、红枣、枸杞、菟丝子、桑葚，拌匀。加盖，大火煮开转小火煮 3 小时至食材熟透。揭盖，加入盐，搅拌片刻至入味。

本品益精填髓。用于各证阳痿。

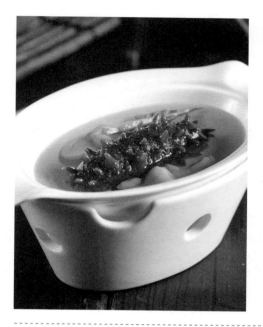

06 桃仁佛手煲鸡蛋

- **食材：** 桃仁 12 克，佛手 20 克，鸡蛋 2 只。
- **制作方法：** 桃仁、佛手加水同煮，蛋熟后去壳，取蛋再煮 15 分钟，吃蛋饮汤。隔日 1 次，连用半个月。

本品疏肝解郁、活血化瘀、补精益气。适用于肝郁肾虚型阳痿。

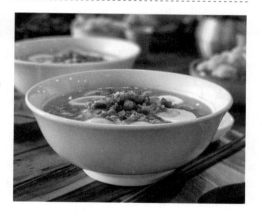

注意事项	1	本病应早诊断、早治疗，切忌讳疾忌医，隐瞒病情，延误治疗时机。积极治疗全身性疾病和泌尿生殖系统疾病，慎用对性功能有抑制作用的药物。
	2	消除心理因素；节房事，戒手淫；注意饮食调理，多吃含锌的食物；提高身体素质，多锻炼；戒烟酒。

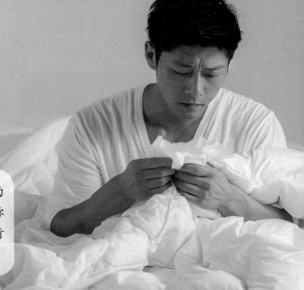

遗精

遗精是指无性交活动、无自慰时的射精现象。如果遗精发生在梦中，则称之为梦遗；若发生在无梦状态，甚至是清醒状态时，则称为滑精。

不同遗精的区分

① **劳心太过：** 烦劳伤神，心阴耗损，心阳独亢，肾水亏虚，心肾不交，虚火妄动，扰动精室而遗精。

② **欲念不遂：** 少年气盛，情动于中，意淫于外；或心有恋慕，所欲不遂；或壮夫久旷，思慕色欲，阴精暗耗，皆令心动神摇，君相火旺，扰动精室而遗精。

③ **恣情纵欲：** 房事不节，或少年无知，频犯手淫；或醉而入房，纵欲无度，日久肾精虚亏，水不制火，相火扰动精室，肾不固精乃成遗精。

④ **饮食不节：** 嗜食醇酒厚味，损伤脾胃，湿浊内生，蕴而生热，湿热循经下注；或郁于肝胆，迫精下泄，均可致遗精。

食疗与应用

01 白果莲子粥

- **食材：** 白果仁 10 枚，莲子 50 克，白糖适量。

- **制作方法：** 莲子加水煮熟，加入炒熟白果仁共煮粥，加白糖调味食用。

本品补肾壮阳、固精止遗。对男子肾阳亏损、肝肾精力不足所致的遗精有一定食疗效果。

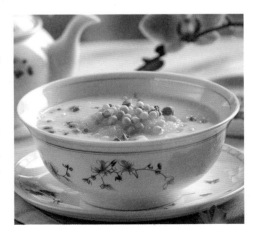

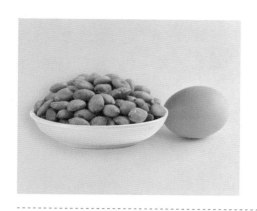

02 蒸白果鸡蛋

- **食材:** 生白果仁 2 枚,鸡蛋 1 个。
- **制作方法:** 将生白果仁研碎,把鸡蛋打一小孔,将碎白果仁塞入,用纸糊封,然后上笼蒸熟。每日早晚各吃 1 个鸡蛋,可连续食用至愈。

本品滋阴补肾。用于各证遗精。

03 杞枣煮鸡蛋

- **食材:** 枸杞 20 克,南枣 8 枚,鸡蛋 2 只。
- **制作方法:** 将上述材料洗净,共置锅内,加水同煮,鸡蛋熟后去壳再入锅煮 15～20 分钟即成。每日 1 剂。

本品滋阴补肾、益气养心。适用于各证遗精。

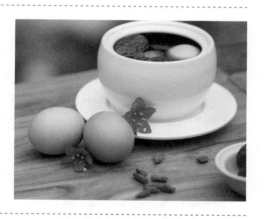

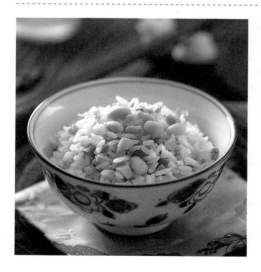

04 芡实莲子饭

- **食材:** 大米 500 克,莲子 50 克,芡实 50 克、葱花少许。
- **制作方法:** 将大米淘洗净。莲子温水泡发,去心去皮。芡实也用温水泡发。大米、莲子、芡实同入锅内,搅匀,加适量水,如焖米饭样焖熟,加葱花即可。食时将饭搅开,常食有益。

本品健脾固肾、涩精止遗。用于各证遗精。

05 莲子化湿补肾汤

- **食材:** 莲子30克,芡实20克,茯苓10克。
- **制作方法:** 将芡实、莲子用清水浸泡1晚,一起放入炖锅中,加水。大火烧开后,加入茯苓同煮至芡实和莲子熟透,加入盐调味即可。

本品清热固精、补中益气。适用于肾虚或脾肾两虚所致的梦遗。

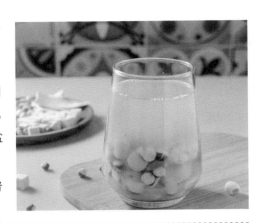

06 参归石斛鳝鱼汤

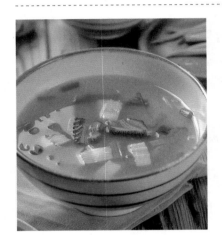

- **食材:** 鳝鱼350克,党参6克,当归6克,石斛7克,姜片、葱花各少许。
- **制作方法:** 鳝鱼块汆水,捞出备用。党参、当归、石斛大火烧开转小火煮20分钟。倒入鳝鱼,放入姜片,淋入少许料酒。烧开后转小火再炖40分钟,放入少许盐、鸡粉、胡椒粉调味。

本品滋阴清热、兼补肾气。用于肾阴亏虚证遗精。

注意事项		
	1	注意精神调养,排除杂念。丰富文体活动,适当参加体力劳动或运动。
	2	注意生活起居,节制性欲,戒除手淫。
	3	晚餐不宜过饱,被褥不宜过厚,内裤不宜过紧。
	4	如果出现遗精次数偏多、偏少、不遗精的现象,建议前往正规医院咨询医生。
	5	如果有前列腺炎、精囊炎、包茎、包皮过长、龟头炎等生殖系统疾病,一定要及时去医院诊治。

早泄

早泄是指性交时过早射精而影响正常性生活的一种病证，是男性性功能障碍的常见病证，常与遗精、阳痿相伴出现。

不同早泄的区分

① **肝经湿热:** 口苦咽干，胸闷胁痛，阴囊湿痒，小便黄浊；舌红，苔黄腻，脉弦滑而数。

② **心脾两虚:** 心悸怔忡，健忘多梦，食少，腹胀便溏，神疲乏力；舌淡，脉细弱。

③ **相火妄动:** 阳事易举，腰膝酸软，五心烦热，潮热盗汗；舌红少苔，脉细数。

④ **肾气不固:** 性欲减退，腰膝酸软，小便清长，夜尿多，面色白；舌淡苔白，脉沉弱。

食疗与应用

01 龙眼粥

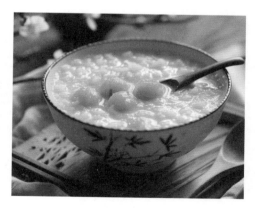

- **食材:** 龙眼肉 50 克，粳米 100 克。
- **制作方法:** 将龙眼肉洗净、撕碎；粳米淘洗干净，二者一起入锅，加清水 700 毫升，用旺火煮沸后改文火煮成粥。趁热分次食用。

本品适用于心脾两虚型早泄。

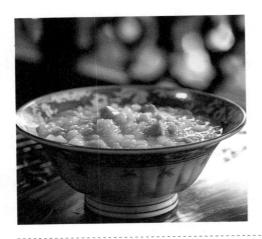

02 莲子芡实粥

- **食材:** 莲子肉、芡实、茯苓各20克，粳米100克。

- **制作方法:** 将粳米淘洗干净，与茯苓、莲子肉、芡实同入锅中加水，文火煮成粥食用。

  本品益气、健脾、摄精。主治肾气不固之早泄。

03 核桃韭菜子汤

- **食材:** 核桃仁15克，韭菜子10克，黄酒少许。

- **制作方法:** 核桃仁捣成小颗粒，加水250毫升，与韭菜子同煮熟，去渣滤汁，加黄酒少许冲服。

  本品壮阳强腰。适用于各证早泄。

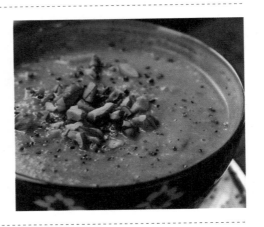

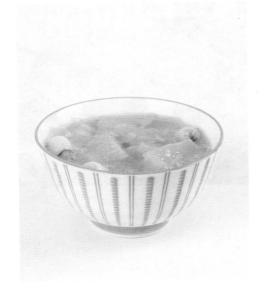

04 莲子菠萝羹

- **食材:** 莲子100克，菠萝1个，白糖25克，葱花适量。

- **制作方法:** 将锅放置火上，加清水150毫升，放入白糖烧开。莲子洗净泡发，入糖水锅内煮5分钟，糖水晾凉，捞出莲子，将糖水入冰箱冰镇。菠萝去皮洗净切成小丁，与莲子一同装入小碗内，浇上冰镇糖水，撒上葱花。

  本品涩精止遗、养心安神。适用于各证早泄。

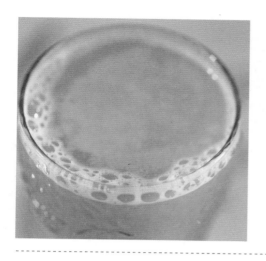

05 韭菜汁

- **食材：** 韭菜、芹菜各 100 克，苹果 1 个，水 100 毫升，柠檬汁少许。
- **制作方法：** 苹果去皮去核，韭菜切段，芹菜摘掉叶子，切适当大小。将食材一起放入榨汁机搅打成汁，滤出果汁即可。

本品补肾壮阳、降压。可用于各证早泄。

06 桑葚牛骨汤

- **食材：** 桑葚 15 克，枸杞 10 克，姜片 20 克，牛骨 600 克。
- **制作方法：** 锅中注水烧开，倒入牛骨氽煮，捞出。锅中注水烧开，倒入所有食材，淋入料酒。小火炖 2 小时，放入少许盐、鸡粉即可。

本品滋阴补血。适用于各证早泄。

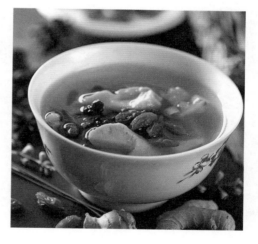

注意事项		
	1	节制房事，戒手淫。长期房事过度，沉浸于情色，频繁手淫导致精神疲乏，是导致早泄的重要原因，当属禁忌之列。
	2	对性知识有充分的了解，充分认识精神因素对性功能的影响。要正确对待性欲，不能看作是见不得人的事而厌恶和恐惧；不能因为一两次性生活失败而沮丧担忧，缺乏信心。
	3	早泄是男性性功能障碍的常见表现之一，早泄如果不能及时治疗，久之则易导致阳痿。

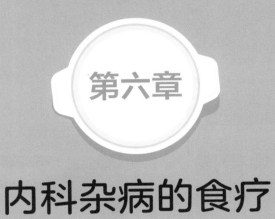

第六章

内科杂病的食疗

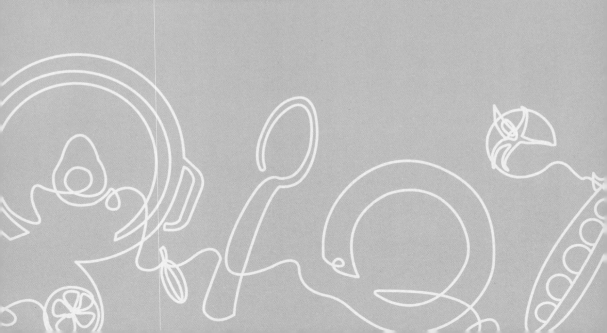

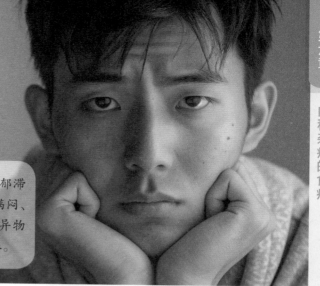

郁证

郁证是指由于情志不舒、气机郁滞所致，以心情抑郁、情绪不宁，胸部满闷、胁肋胀痛或易怒喜哭，或咽中如有异物梗塞等症为主要临床表现的一类病证。

不同郁证的区分

① **气郁：** 精神抑郁，情绪不宁，善太息，胸部满闷，胁肋胀痛，痛无定处，脘闷嗳气，不思饮食，大便不调。

② **火郁：** 急躁易怒，胸闷胁胀，口干苦，或头痛、目赤、耳鸣，或嘈杂吞酸，大便秘结。

③ **痰郁：** 精神抑郁，胸部满闷，胁肋胀满，咽中如有异物梗塞，吞之不下，咯之不出；苔白腻，脉弦滑。

④ **心神失养而郁：** 精神恍惚，心神不宁，多疑易惊，悲忧善哭，喜怒无常，时时欠伸，或手舞足蹈，喊叫骂詈。

食疗与应用

01 香蕉奶昔

- **食材：** 香蕉 1/2 根，牛奶 200 毫升。
- **制作方法：** 香蕉去皮、切块，备用。纯牛奶、香蕉放入搅拌机中，搅拌均匀，成为奶昔。将奶昔倒入杯中，即可饮用。

    本品提神、镇静。用于各类郁证。

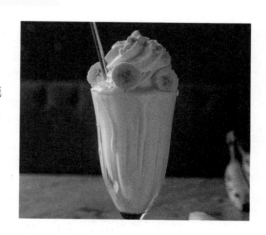

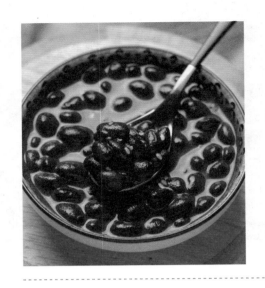

02 枣仁黑豆养心汤

- **食材:** 水发黑豆 160 克,酸枣仁、柏子仁各少许。
- **制作方法:** 砂锅中注入适量清水烧热,倒入备好的酸枣仁。放入洗净的柏子仁,倒入洗好的黑豆,搅拌匀。盖上盖,烧开后用小火煮约 40 分钟,至黑豆熟透。揭盖,加入白糖,搅匀,用中火煮至溶化即可。

本品补肾、安神、养心。用于各类郁证。

03 养心安神粥

- **食材:** 莲子、龙眼肉、百合各 20 克,大米 150 克。
- **制作方法:** 把上述材料分别用清水洗净,倒入锅中,加入适量的清水,武火煮沸再用小火继续温煮,粥成米烂即可食用。每晚 1 次。

本品养心安神。用于各类郁证。

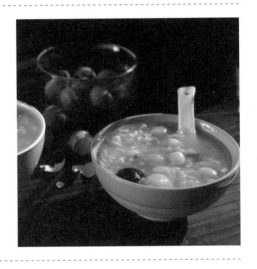

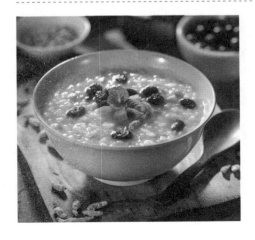

04 远志枣仁粥

- **食材:** 远志、炒枣仁、枸杞子各 15 克,大米 150 克。
- **制作方法:** 将远志、枸杞子、枣仁和大米洗净入锅中,加水适量共同煮成粥,隔日 1 次,睡前 1 小时温服。

本品解郁、安神。用于气郁。

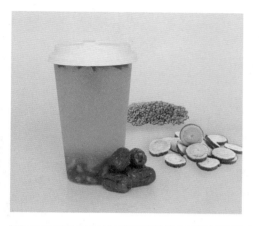

05 甘麦饮

- **食材:** 小麦30克,红枣10枚,甘草10克。
- **制作方法:** 将上三味放入锅中,加水500毫升,文火煮取,去渣取汁。每日早、晚各服1次。

本品解郁安神。用于气郁、火郁。

06 佛手丹核汤

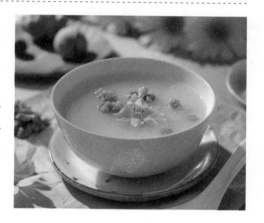

- **食材:** 佛手片6克,丹参15克,核桃5个,白糖50克。
- **制作方法:** 将丹参、佛手加水煎汤,去渣取汁;核桃仁入白糖捣烂成泥,加入丹参、佛手汤中,用小火煮10分钟。每日2次,连服数天。

本品舒肝解郁安神。适用于气郁。

注意事项	1	生活有序,劳逸结合,保持乐观、积极、向上的生活态度。
	2	可多摄入一些富含蛋白质、维生素、微量元素的物质,充分发挥食物间营养互补的作用。
	3	本病精神治疗极为重要,《临证指南医案·郁证》说:"郁症全在病者能够移情易性。"可见治疗的关键是要做好郁证患者的思想工作,充分调动患者的积极性,使患者能正确认识和对待疾病,增强信心。

消渴

消渴是以口干多饮、多食、多尿，或体重减轻甚至消瘦为主要临床表现的病证，本节中主要探讨西医所说的糖尿病。

不同消渴的区分

1. **胃热炽盛:** 多食易饥，口渴，尿多，形体消瘦，大便干燥; 苔黄，脉滑实有力。
2. **气阴亏虚:** 口渴引饮，能食与便溏并见，或饮食减少，精神不振，四肢乏力，体瘦; 舌质淡红，苔白而干，脉弱。
3. **肾阴亏虚:** 尿频量多，混浊如脂膏，或尿甜，腰膝酸软，乏力，头晕耳鸣，口干唇燥，皮肤干燥，瘙痒; 舌红苔少，脉细数。
4. **阴阳两虚:** 小便频数，混浊如膏，甚至饮一溲一，面容憔悴，耳轮干枯，腰膝酸软，四肢欠温，畏寒肢冷，阳痿或月经不调; 舌苔淡白而干，脉沉细无力。

食疗与应用

01 苦瓜山药片

- **食材:** 苦瓜、山药各 100 克。
- **制作方法:** 苦瓜去瓤去籽，切成斜片; 山药去皮洗净（去皮要戴手套，防止过敏）切片; 锅中放水烧开下入苦瓜片和山药片焯水; 锅中注油放入沥干水的苦瓜片和山药片翻炒; 加入盐和鸡精调味即可。

本品健脾益气、运化湿热。适用于胃热炽盛证消渴病。

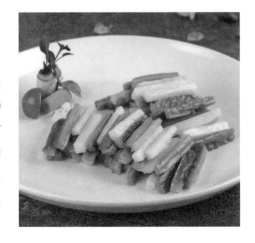

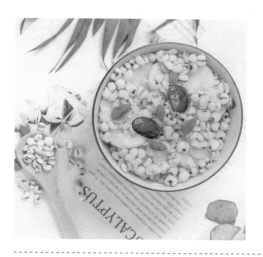

02　山药薏米粥

- **食材：** 山药 200 克，薏米 50 克，糯米 50 克，大枣 20 枚。
- **制作方法：** 山药去皮洗净切块，薏米、糯米泡一晚，大枣泡 10 分钟，以上食材放入电高压锅内，加水按煮粥键即可。

本品健脾利湿。用于痰湿内蕴证患者或脾虚泄泻证消渴病。

03　青皮南瓜粉

- **食材：** 青皮嫩南瓜 1 个。
- **制作方法：** 将青皮嫩南瓜洗净，去蒂及瓤、子，连皮切成薄片，晒干或烘干，研成细粉，装入可密封防潮的瓶中，冷藏备用。温开水送服，每次 5 克，每日 2 次。

本品益气养阴、降糖止渴。用于消渴病气阴两虚患者。

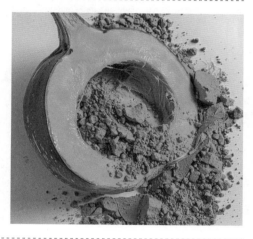

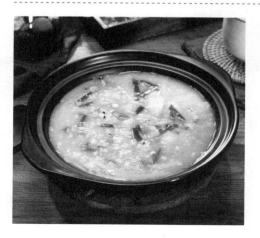

04　葛根冬瓜粥

- **食材：** 葛根粉 30 克，冬瓜 500 克，粳米 100 克。
- **制作方法：** 冬瓜切块，全部食材放入锅中，加水适量，按煮粥键即可。

本品生津益气止咳。用于消渴病气阴两虚、肥胖喜饮酒食患者。

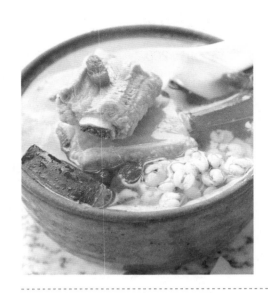

05 七宝冬瓜排骨汤

- **食材：** 葛根、土茯苓、赤小豆、白扁豆、薏米、白术、山楂各 10 克，冬瓜块 200 克，排骨块 200 克。
- **制作方法：** 土茯苓、葛根、白术、山楂、薏米泡发 10 分钟，白扁豆、赤小豆泡发 2 小时，排骨焯水。锅中注水，倒入除冬瓜外的食材。大火煮开转小火煮 80 分钟，放入冬瓜块，加盖，续煮至冬瓜熟。

本品利下行水。适用于各证消渴。

06 葛根木瓜猪蹄汤

- **食材：** 葛根、木瓜丝、核桃、黄豆、红豆、花生、莲子若干，猪蹄块 200 克。
- **制作方法：** 将葛根和木瓜丝、核桃、黄豆、红豆、花生、莲子泡发 8 分钟，猪蹄块氽水。砂锅中注入清水，倒入氽好的猪蹄块、泡好的汤料，大火煮开转小火煮 2 小时即可。

本品利下行水。适用于各证消渴。

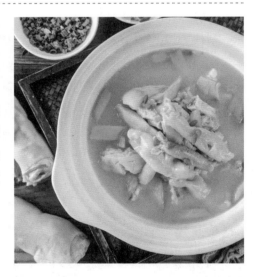

注意事项	1	糖尿病患者应注意饮食健康、控制体重、适当运动、及时进行心理治疗。
	2	在家定时监测血糖，定期复查血糖指数、接受健康教育等。
	3	在医生的帮助下控制血糖，防止并发症，延长生存期。

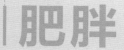

肥胖

> 肥胖是指体内膏脂堆积过多，体重异常增加，身体肥胖，或伴有头晕乏力，神疲懒言，少动气短等症状的疾病。

不同肥胖的区分

① **胃热火郁：** 一般而言，起病较急，常突然发生，病程较短，呕吐量多，呕吐如喷，吐物多酸腐臭秽。

② **痰湿内盛：** 形体肥胖，身体沉重，脘痞胸满，头晕，大便少。

③ **脾虚湿盛：** 痰湿内盛；肥胖臃肿，神疲乏力，大便溏稀。

食疗与应用

01 冬瓜汤

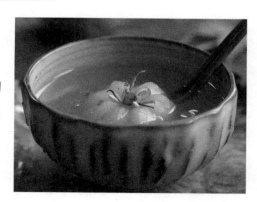

- **食材：** 冬瓜 500 克。
- **制作方法：** 将冬瓜洗净，削去外皮，切厚片，放入锅中，加水 1000 毫升煮熟，稍加香油、食盐调味，任意食用。

本品清热泻火。用于胃热火郁之肥胖。

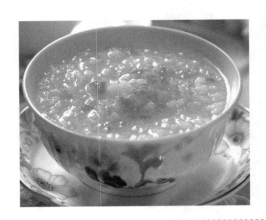

02 陈皮粳米粥

- **食材:** 陈皮（研末）10 克,粳米 100 克。
- **制作方法:** 将粳米洗净放入电高压锅,加水 1000 毫升左右; 加入研成末的陈皮,电高压锅按煮粥键即可。

本品燥湿化痰。用于痰湿内盛之肥胖。

03 薏米粥

- **食材:** 薏米 100 克。
- **制作方法:** 将薏米洗净,泡一晚上,放入电高压锅,加水 1000 毫升左右; 电高压锅按煮粥键即可。

本品益气健脾、利水渗湿。用于脾虚湿盛之肥胖。

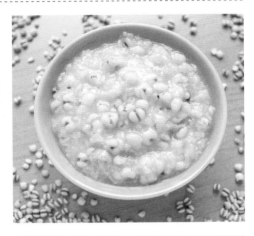

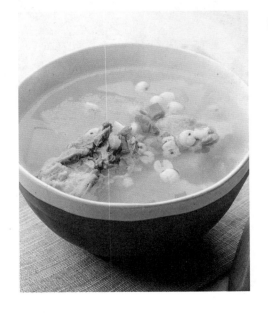

04 冬瓜薏米瘦肉汤

- **食材:** 冬瓜 300 克,瘦肉 200 克,水发薏米 50 克,姜片少许,盐 3 克,鸡粉 2 克,胡椒粉少许。
- **制作方法:** 瘦肉切小块,冬瓜切大块。锅中倒入适量清水,大火烧开,下入洗净的薏米、瘦肉块,撒上姜片。中小火煮至薏米破裂开,倒入冬瓜块。中火续煮约 20 分钟,调入盐、鸡粉、胡椒粉即可。

本品益气健脾、利水渗湿。用于脾虚湿盛之肥胖。

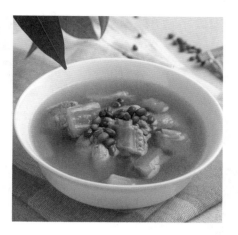

05 苦瓜赤小豆排骨汤

- **食材:** 赤小豆 30 克，苦瓜块 70 克，猪骨 100 克，高汤适量。
- **制作方法:** 猪骨氽水后过冷水备用。砂锅中倒适量高汤，加入猪骨、苦瓜、赤小豆。用大火煮 15 分钟后转中火煮 1～2 小时即可。

本品利水渗湿。用于痰湿内盛之肥胖。

06 冬瓜荷叶薏米猪腰汤

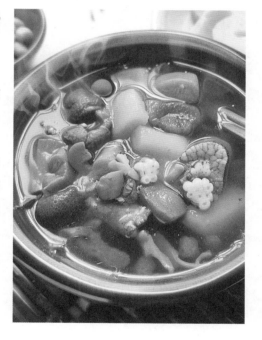

- **食材:** 冬瓜 300 克，猪腰 300 克，水发香菇 40 克，水发薏米 75 克，荷叶 9 克，姜片 25 克。
- **制作方法:** 香菇、冬瓜切小块，猪腰切片。猪腰氽水捞出。砂锅中注水烧开，放入食材，淋入适量料酒。烧开后用小火煮 30 分钟。加入少许盐、鸡粉即可。

本品益气健脾、利水渗湿。用于脾虚湿盛之肥胖。

注意事项
肥胖患者需注意饮食管理，饮食宜清淡，多食蔬菜、水果。切忌节食减肥，减肥需循序渐进，不宜骤减，同时要适当参加体育锻炼。

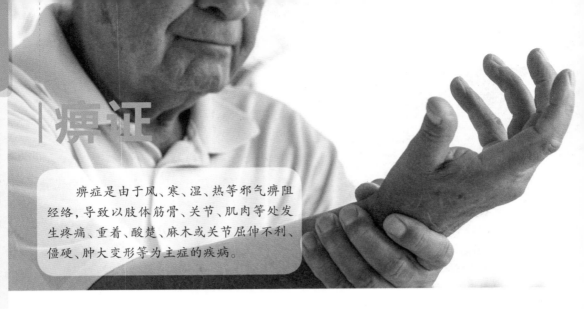

痹证

痹症是由于风、寒、湿、热等邪气痹阻经络，导致以肢体筋骨、关节、肌肉等处发生疼痛、重着、酸楚、麻木或关节屈伸不利、僵硬、肿大变形等为主症的疾病。

不同痹证的区分

1. **行痹：** 肢体关节、肌肉疼痛酸楚、屈伸不利，疼痛呈游走性。
2. **痛痹：** 肢体关节疼痛，痛势较剧，部位固定，遇寒则痛甚，局部皮肤寒冷感。
3. **着痹：** 肢体关节、肌肉酸楚、重着，肿胀散漫，关节活动不利。
4. **风湿热痹：** 关节疼痛，活动不便，局部灼热红肿，痛不可触，得冷则舒。

食疗与应用

01 肉桂红糖粥

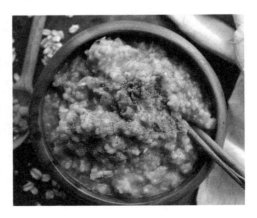

- **食材：** 肉桂 10 克，粳米 100 克，红糖适量。
- **制作方法：** 将粳米洗净放入电高压锅内，加水 1000 毫升左右；加入研磨好的肉桂粉，按煮粥键。

本品温经散寒、暖胃止痛。用于痛痹、热证，阴虚火旺者禁用。

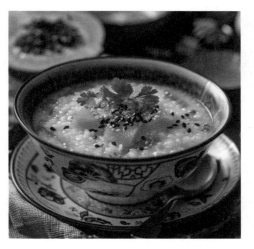

02 薏米木瓜粥

□ **食材:** 薏米 100 克，木瓜 1 个。

□ **制作方法:** 将薏米洗净，泡一晚上；木瓜洗净，去皮切块；薏米放入电高压锅，加水 1000 毫升左右；加入切好的木瓜，煮 20 分钟；电高压锅按煮粥键即可。

本品祛风除湿、疏通经络。用于风湿热痹。

03 桑枝饮

□ **食材:** 桑枝 30 克。

□ **制作方法:** 将桑枝洗净，切碎，微炒后水煎取之，代茶饮。

本品通络化热、平衡阴阳。其药性平和，适用于寒热痹证。

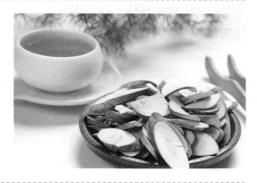

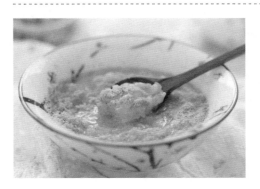

04 桃仁粥

□ **食材:** 桃仁 20 克，粳米 100 克。

□ **制作方法:** 将桃仁捣烂如泥，加水研汁，去渣，用粳米煮为稀粥即可食用。

本品活血祛瘀、通络止痛。适用于血瘀痹证。

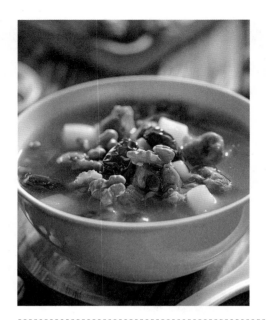

05 核桃花生木瓜排骨汤

- **食材:** 核桃仁 30 克，花生仁 30 克，红枣 25 枚，排骨块 300 克，青木瓜 150 克，姜片少许。

- **制作方法:** 青木瓜切块。砂锅中注入适量清水，倒入排骨块、青木瓜、姜片、红枣、花生仁、核桃仁。大火煮开后转小火煮 3 小时至食材熟透。

本品通络止痛。各证均适用。

06 绿豆薏米炒饭

- **食材:** 水发绿豆 70 克，水发薏米 75 克，米饭 170 克，胡萝卜丁、芦笋丁各 50 克。

- **制作方法:** 沸水锅中倒入泡好的绿豆、薏米，用大火煮开后转中火续煮 30 分钟至食材熟软。起油锅炒萝卜丁与芦笋丁。放入煮好的绿豆和薏米，炒匀，倒入米饭，压散，约 1 分钟至食材熟软；加入生抽、盐、鸡粉，翻炒均匀即可。

本品清热祛湿。用于寒湿痹证。

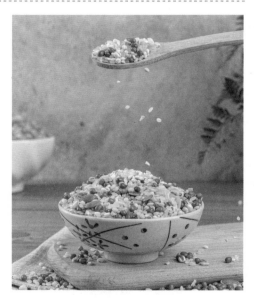

注意事项

痹证患者平时应注意关节保暖，避免风寒湿邪的侵袭。

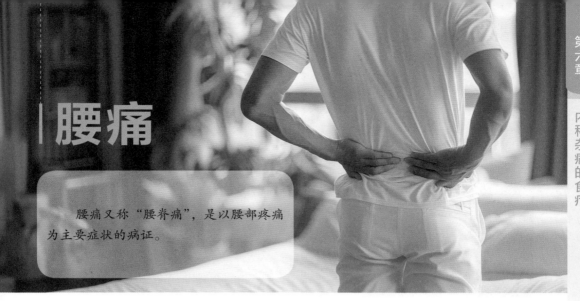

腰痛

腰痛又称"腰脊痛"，是以腰部疼痛为主要症状的病证。

不同腰痛的区分

① **外邪侵袭：** 多由居处潮湿，或劳作汗出当风，衣着单薄，或冒雨着凉，或暑夏贪凉，腰府失护，风、寒、湿、热等六淫之邪乘虚侵入，导致经脉受阻，气血运行不畅而发腰痛。

② **体虚年老，先天禀赋不足：** 或久病体虚，或年老体衰，或房事不节，以致肾之精气亏虚，无以濡养筋脉而发生腰痛。

③ **跌仆闪挫：** 举重抬异，屏气闪挫，暴力扭转，坠落跌打，或体位不正，用力不当，导致腰部经络气血运行不畅，气血阻滞不通，瘀血留滞而发生疼痛。

食疗与应用

01 肉苁蓉蒸鲈鱼

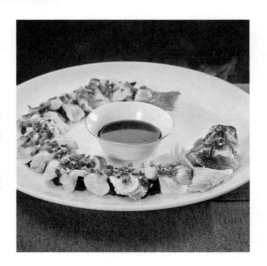

- **食材：** 净鲈鱼 350 克，肉苁蓉 15 克，枸杞 8 克，姜片、葱段、盐、料酒各少许。

- **制作方法：** 鲈鱼背部切开装入盘中，填入部分姜片、葱段，撒上盐、料酒腌 30 分钟。去除姜片、葱段，放上余下的姜片、葱段和肉苁蓉、枸杞。中火蒸 20 分钟至熟即可。

  本品补肾阳、益精血。用于体虚腰痛。

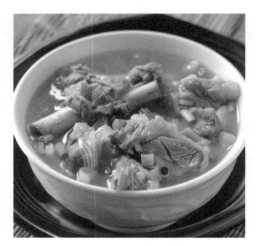

02 党参排骨汤

- **食材:** 党参、羌活、独活、川芎、前胡、柴胡、茯苓、甘草、枳壳各 3 克,排骨 250 克,盐少许。

- **制作方法:** 将所有药材洗净,用纱布袋包好放入锅中,加清水熬汁。排骨斩件,洗净余烫,放入炖锅,加入熬好的药汁,以大火煮开。加盐调味即可。

本品补益肝肾。用于肾阴虚之腰痛。

03 核桃花生红枣饮

- **食材:** 核桃 8 个,花生 1 把,红枣 8 枚,葡萄干 1 把,粳米 20 克。

- **制作方法:** 将粳米洗净,核桃用开水泡后去皮,红枣去核,与红枣、与葡萄干、花生一起放入破壁机中,加入清水800 毫升,待其制作完成后即可饮用。

本品补脾益肾。用于肾虚腰痛者。

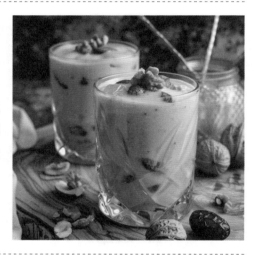

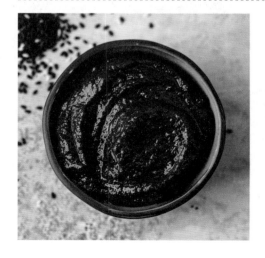

04 三黑芝麻糊

- **食材:** 黑豆 30 克,黑米 20 克,黑芝麻20 克,花生米 10 粒,冰糖少许。

- **制作方法:** 将黑豆、黑米、黑芝麻、花生米洗净一起放入破壁机中,加入清水1000 毫升及冰糖,待其制作完成后即可饮用。

本品补肾益精。用于肾虚腰痛。

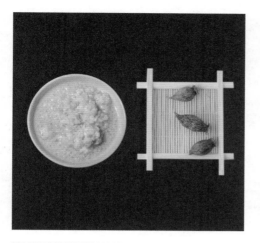

05 金樱子糯米粥

- **食材:** 糯米 80 克，金樱子适量，白糖 3 克。
- **制作方法:** 糯米泡发洗净；金樱子洗净，下入锅中，加适量清水煎取浓汁备用。锅置火上，倒入清水，放入糯米，以大火煮至米粒开花。加入金樱子浓汁，转小火煮至粥呈浓稠状，调入白糖拌匀即可食用。

本品固精补益。适用于体虚腰痛。

06 枸杞鸡蛋汤

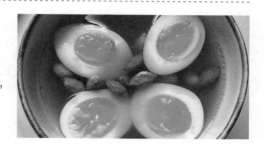

- **食材:** 枸杞 50 克，鸡蛋 2 个。
- **制作方法:** 将枸杞、鸡蛋放入清水中，煮熟后饮汤和吃枸杞鸡蛋。

本品补益肝肾。用于肾阴虚之腰痛。

注意事项		
	1	适当休息，尤其注意卧床，避免剧烈运动。
	2	注意保暖，避免受凉、着风。
	3	根据患者基本情况及病史，做必要检查，明确诊断。
	4	留意病情变化，及时处理。
	5	需要弯腰时应采取屈膝、屈髋方式进行。
	6	腰痛严重者应佩戴腰部支具。
	7	尿路感染、女性盆腔炎等也可以引起腰痛，应引起关注，以防漏诊。

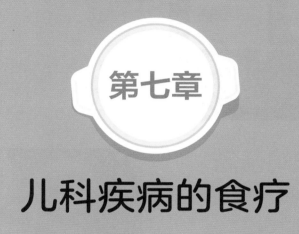

第七章

儿科疾病的食疗

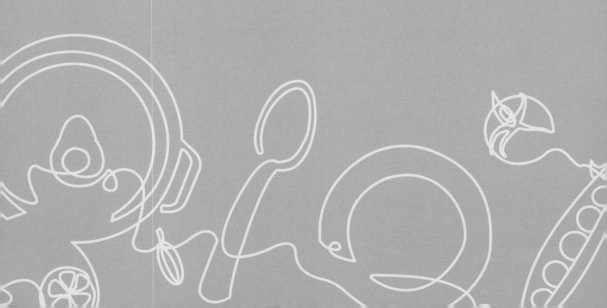

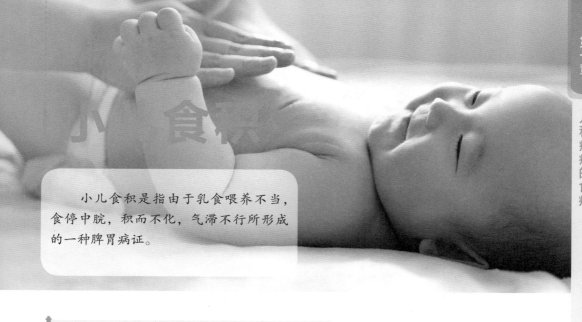

小儿食积是指由于乳食喂养不当，食停中脘，积而不化，气滞不行所形成的一种脾胃病证。

不同食积的区分

1. **乳食积滞：** 脘胀满，疼痛拒按，嗳腐吞酸，甚则呕吐，呕吐物多为酸臭乳块或不消化食物，舌质红，苔厚腻，脉滑。

2. **外感寒邪：** 胃脘冷痛，遇寒痛甚，喜温喜按，纳少便溏，口淡流涎，舌质淡，苔白，脉沉紧。

3. **先天不足：** 胃脘隐隐灼痛，似饥而不欲食，口燥咽干，五心烦热，消瘦乏力，口渴思饮，大便干结，舌红少津，脉细数。

食疗与应用

01 陈皮蜂蜜水

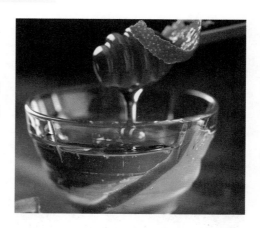

- **食材：** 陈皮 20 克，蜂蜜适量。
- **制作方法：** 锅内放入陈皮，加水，先用大火烧开，再调小火煮 15 分钟，最后加蜂蜜调味，当茶饮。

本品消食行滞。用于食积腹胀。

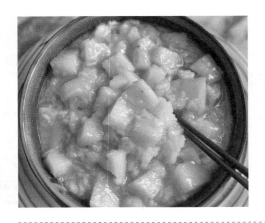

02 山药米粥

- **食材:** 山药片 100 克，大米或小黄米 100 克，白糖适量。
- **制作方法:** 将大米淘洗干净与山药片一起碾碎，加水适量，熬成粥后撒入白糖即可。

本品健脾助运、消食化积。用于脾虚夹有食积证。

03 山药红枣煲排骨

- **食材:** 排骨 95 克，去皮山药块 35 克，红枣 10 枚，枸杞少许。
- **制作方法:** 排骨氽水，捞出待用。锅中注水烧开，倒入食材，大火煮开转小火续煮 40 分钟即可。

本品健脾助运、又兼和中。用于各证食积。

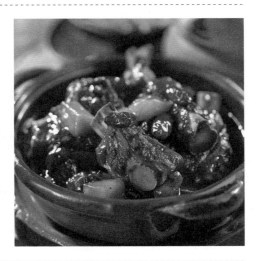

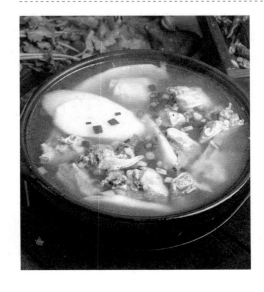

04 健脾山药汤

- **食材:** 排骨 250 克，姜片 10 克，山药 200 克，葱花若干。
- **制作方法:** 排骨焯水，捞出待用。锅中注水烧开，放入姜片，倒入排骨，加入料酒，小火煮 30 分钟。放入山药，大火煮开后转小火续煮 30 分钟，撒上葱花即可。

本品健脾助运、消食化积。用于脾虚夹有食积证。

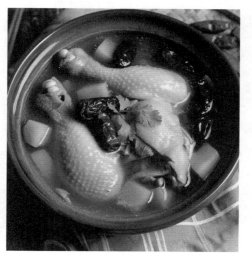

05 山药红枣鸡汤

- **食材:** 鸡肉400克,山药230克,红枣、枸杞、姜片各少许。
- **制作方法:** 山药切滚刀块,鸡肉切块后焯水备用。锅中注水烧开,倒入食材,淋入料酒。用小火煮约40分钟,加盐调味即可。

本品健脾助运、消食化积。用于脾虚夹有食积证。

06 豆蔻陈皮鲫鱼汤

- **食材:** 鲫鱼450克,肉豆蔻15克,陈皮10克,姜片、盐、鸡粉各适量。
- **制作方法:** 起油锅,放入姜片,炒香。放入处理干净的鲫鱼,煎至鲫鱼呈焦黄色。倒入适量清水,放入肉豆蔻、陈皮。加盐、鸡粉调味,用小火煮20分钟即可。

本品化湿行气、开胃消食。用于内伤饮食之食积。

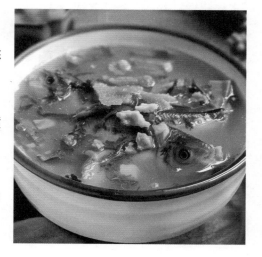

注意事项		
	1	喂养小儿乳食宜定时定量,富含营养,易于消化,忌暴饮暴食。
	2	根据小儿生长发育需求,逐渐添加辅食。
	3	积滞患儿应暂时控制乳食,待积滞消除后再逐渐恢复正常饮食。

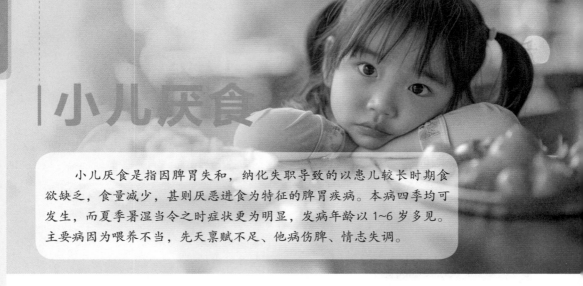

小儿厌食

小儿厌食是指因脾胃失和，纳化失职导致的以患儿较长时期食欲缺乏，食量减少，甚则厌恶进食为特征的脾胃疾病。本病四季均可发生，而夏季暑湿当令之时症状更为明显，发病年龄以1~6岁多见。主要病因为喂养不当，先天禀赋不足、他病伤脾、情志失调。

不同小儿厌食的区分

1 脾失健运：食欲缺乏，厌恶进食，食而乏味，食量减少，或伴胸脘痞闷，嗳气泛恶，大便不调。

2 脾胃阴虚：不思进食，食少饮多，皮肤失润，大便偏干，小便短黄，甚或烦躁少寐，手足心热。

食疗与应用

01 养肝健脾神仙汤

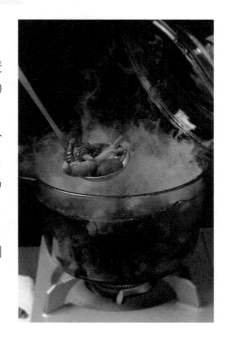

- **食材：**灵芝、怀山药、枸杞、小香菇、麦冬、红枣各适量，乌鸡块200克，清水1000毫升。

- **制作方法：**将香菇倒入清水碗中，浸泡30分钟；枸杞、灵芝、麦冬、红枣分别装入清水碗中，泡发5分钟，沥干。砂锅中注水烧开，放入乌鸡块，汆去血水和脏污，捞出。砂锅中注入清水，放入乌鸡块、香菇、灵芝、怀山药、麦冬、红枣，拌匀。加盖，大火煮开转小火煮100分钟。倒入枸杞，拌匀。续煮20分钟至枸杞熟软即可。

  本品健脾消食开胃。用于脾失健运所致厌食。

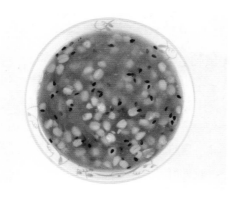

02 山楂高粱粥

- **食材：** 山楂片 10 克，高粱米 50 克。
- **制作方法：** 将山楂片和高粱米一起置于铁锅，文火炒焦，取出压碾成粗粉，置于砂锅，加水煮成粥。

本品健脾消食开胃。用于脾失健运所致厌食。

03 扁豆薏米粥

- **食材：** 扁豆 20 克，淮山药 15 克，薏苡仁米 10 克。
- **制作方法：** 将扁豆、淮山药、薏苡仁米等洗净一同放入砂锅，加水煮沸，文火煮成粥。每日 1 次，连服 5～7 天。

本品和中健脾、化湿益气。适用于脾虚夹湿所致厌食。

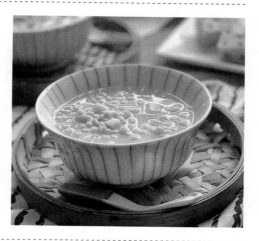

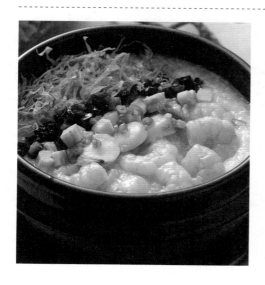

04 扇贝鲜虾粥

- **食材：** 大米 150 克，鲜虾 6 只，瑶柱 60 克，姜丝、芹菜少许。
- **制作方法：** 大米提前浸泡 30 分钟，鲜虾、扇贝柱清洗干净。姜切成丝，芹菜洗净切碎丁。大米放入炖锅中，加入清水，炖煮 20 分钟，放入处理好的鲜虾、扇贝柱和姜丝，继续煲煮 20 分钟，撒入切碎的芹菜丁，即可。

本品咸鲜开胃，用于各证厌食。

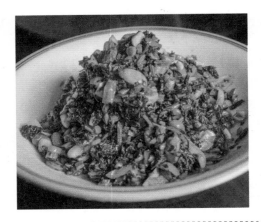

05 草菇雪里红

- **食材:** 草菇 200 克,雪里红 150 克,盐 3 克,红甜椒 15 克。
- **制作方法:** 草菇切片,雪里红切碎,红椒去子切块。草菇焯烫片刻,捞起,沥干水。另起油锅,放入食材,调入盐,炒熟装盘即可。

本品开胃补益。用于脾胃阳虚之厌食。

06 茯苓鳝鱼汤

- **食材:** 茯苓 10 克,姜片 20 克,鳝鱼 200 克,水发茶树菇 100 克,盐、鸡粉、料酒少许。
- **制作方法:** 鳝鱼切段,茶树菇切去根部。锅中注水烧开,放入茯苓、茶树菇,小火煮 15 分钟,放入鳝鱼段、姜片,淋入料酒,小火煮 15 分钟,放入盐、鸡粉即可。

本品化湿开胃。用于内伤饮食兼有寒湿之厌食。

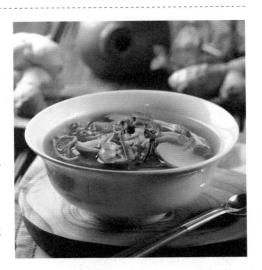

注意事项		
	1	及时纠正不良饮食习惯,少吃零食,避免餐前或进餐中大量饮水。
	2	病后胃气刚刚恢复,应逐步增加饮食,勿进食大量营养品。
	3	注重精神调护,营造良好进食环境,用餐时切勿训斥打骂。
	4	厌食重者,遵循"胃以喜为补"原则,先用患儿喜爱的食物诱导开胃,可暂不考虑营养价值,待食欲增加再按需补给。

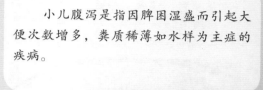

小儿腹泻

小儿腹泻是指因脾困湿盛而引起大便次数增多，粪质稀薄如水样为主症的疾病。

不同小儿腹泻的区分

1. **风寒泄：** 大便清稀多泡沫，臭气轻，腹痛重。
2. **湿热泄：** 大便量多次频，便下急迫，气秽臭。
3. **伤食泄：** 大便稀溏夹未消化食物或便秘，气味酸臭，腹痛则泻，泻后痛减。
4. **脾虚泄：** 大便稀溏，色淡不臭，多于食后作泻，腹痛喜按。
5. **脾肾阳虚泄：** 病程长，大便澄澈清冷，完谷不化。

食疗与应用

01 胡萝卜汤

- **食材：** 鲜胡萝卜 100 克，盐 10 克。
- **制作方法：** 取鲜胡萝卜洗净切碎放入锅内，加盐、水适量，煮烂后去渣取汁，每日分 2~3 次服用。

本品健脾消食。适用于脾虚泻。

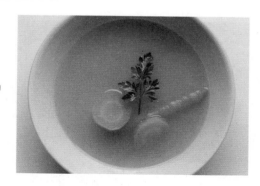

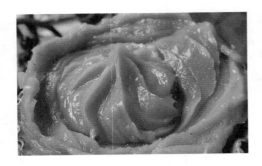

02 栗子柿子饼糊

- **食材：** 栗子肉 15 克，柿饼半个。
- **制作方法：** 将栗肉、柿饼共同磨成糊状，以慢火煮烂即可服用。每日服 2 次。

  本品补肾、健脾、养胃。适合于脾肾阳虚腹泻。

03 胡萝卜牛肉汤

- **食材：** 牛肉 125 克，去皮胡萝卜 100 克，姜片、葱段各少许，盐、鸡粉各 1 克，胡椒粉 2 克。
- **制作方法：** 胡萝卜切滚刀块；牛肉切块，汆水。锅中注水烧开，倒入牛肉、姜片、葱段，大火煮开后转小火续煮 1 小时。倒入胡萝卜，续煮 30 分钟，加入盐、鸡粉、胡椒粉调味即可。

  本品健脾消食，又兼补益。适用于脾肾阳虚腹泻。

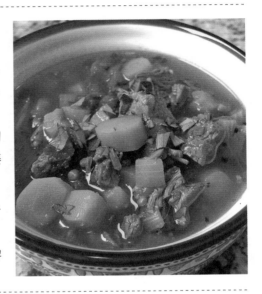

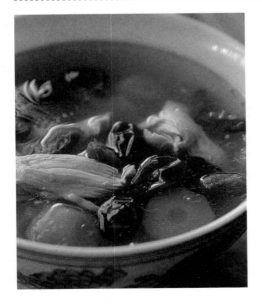

04 胡萝卜红枣枸杞鸡汤

- **食材：** 鸡腿 100 克，胡萝卜 90 克，红枣 20 枚，枸杞 10 克，姜片少许，盐、鸡粉各 2 克，料酒 15 毫升。
- **制作方法：** 胡萝卜切丁，鸡腿切小块。鸡块汆水捞出。锅中注水烧开，放入食材淋上少许料酒。大火烧开后转小火炖 30 分钟，加盐、鸡粉少许即可。

  本品健脾消食、理中和胃。适用于各证腹泻。

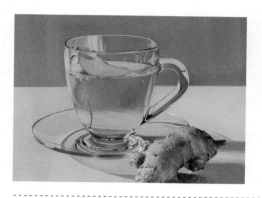

05 姜茶饮

- **食材：** 生姜 30 克，茶叶 5 克，红糖适量。
- **制作方法：** 上三味加水约 300 毫升，大火煮沸后改小火煮 15 分钟即可。去渣服，日服 1~2 次，连服 3 日。

本品疏风散寒、运脾止泻。用于风寒泻。

06 菱粉粥

- **食材：** 菱粉 30 克，粳米 50 克，红糖适量。
- **制作方法：** 取粳米 50 克，加水煨粥，待粳米熟时，调入菱粉红糖，煮熟即可食用。

本品健脾益气、运脾止泻。适用于脾虚泻。

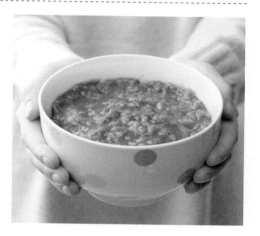

注意事项		
	1	控制饮食，适当减少乳食，病情严重应暂禁食，随病情好转恢复少量易消化食物。
	2	提倡母乳喂养，避免夏季断乳，适时适量添加辅食，合理喂养。
	3	注意饮食卫生，饭前便后洗手；注意气候变化，及时加减衣物。
	4	注意观察大便次数与性状的改变，注意尿量、皮肤、精神状态的变化，预防变证发生。

小儿呕吐

小儿呕吐是指因胃失和降，气逆于上，胃中乳食从口而出的一种病证。

辨证要点

1 **外感六邪：**感受外邪，多有寒热表证。

2 **内伤饮食：**食伤则有饮食不节或不洁的病史，同时可有呕吐酸馊，胃脘作痛的症状。

食疗与应用

01 银耳冰糖糯米粥

- **食材：**银耳20克，糯米50克，冰糖适量。
- **制作方法：**将银耳20克用冷水泡发后撕碎，加到淘洗干净的50克糯米中，加入冰糖用水煮沸，再以慢火煮烂即可。

本品健脾益胃滋阴。用于各证呕吐。

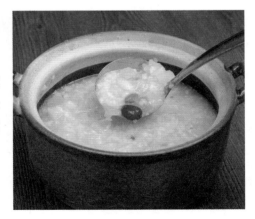

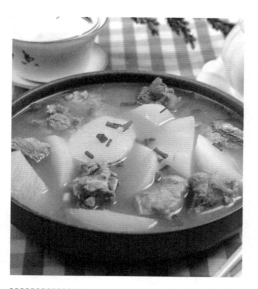

02 白萝卜百合芡实煲排骨汤

- **食材:** 排骨块 200 克,枸杞 10 克,白萝卜块 80 克,鲜百合 20 克,芡实 20 克,高汤、盐适量。
- **制作方法:** 排骨块汆水。锅中注入适量高汤烧开,放入食材,大火烧开后转小火炖 1～3 小时,加入盐调味即可。

本品理气利湿。用于各证呕吐。

03 莱菔子水

- **食材:** 莱菔子 50 克。
- **制作方法:** 将莱菔子炒熟,碾碎成细末。每次服 5 克。温开水冲服,每日 2 次,连服 5 日。

本品消食导滞、和胃止呕。用于内伤食积所致呕吐。

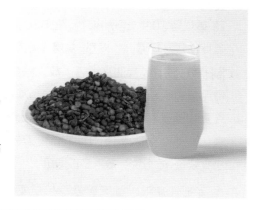

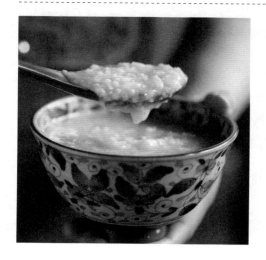

04 胡椒砂仁粥

- **食材:** 粳米 50 克,砂仁 6 克,胡椒 20 粒,精盐少许。
- **制作方法:** 将砂仁、胡椒研磨用布包扎,先把粳米煮沸后再放入砂仁与胡椒,待粥烂后去胡椒、砂仁。每日 1 次,晨起空腹食之,连服 20 日。

本品温中散寒、和胃降逆。适用于脾胃虚寒呕吐。

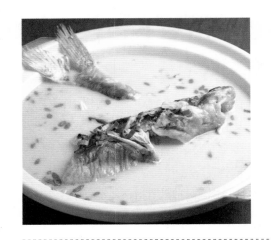

05 鲫鱼黄芪生姜汤

- **食材:** 净鲫鱼 400 克,老姜片 40 克,黄芪 5 克,盐、鸡粉、米酒、油适量。
- **制作方法:** 姜片油锅爆香,放入鲫鱼,小火煎至断生盛出。锅中注水烧开放入黄芪小火煮 20 分钟,放入鲫鱼,淋入米酒。大火煮沸后转小火续煮约 20 分钟,调入盐、鸡粉即成。

06 黄芪砂仁鲤鱼汤

- **食材:** 鲤鱼 500 克,水发红豆 90 克,黄芪、砂仁各 20 克,莲子 40 克,芡实 30 克,姜片、葱段、料酒、盐、鸡粉、食用油适量。
- **制作方法:** 姜片油锅爆香,放入鲤鱼,煎至焦黄色。锅中注入适量开水,放入红豆、莲子、黄芪、砂仁、芡实,小火煮 20 分钟。放入鲤鱼、料酒、盐、鸡粉,小火续煮 15 分钟,放入葱段即可。

本品补气升阳、益卫固表。用于呕吐后食补。

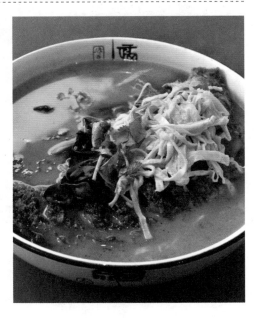

注意事项	1	呕吐时取坐位或侧卧位,以防呕吐物吸入气管。
	2	呕吐较轻,可进食少量易消化流质或半流质食物,少量频服,冷热适中;较重者应暂禁食。
	3	饮食宜清淡、营养丰富,定时定量,忌食生冷、肥甘、煎炸、辛辣等。

小儿麻疹

麻疹是指感受麻毒时邪引起的急性出疹性时行疾病，以发热、咳嗽、流涕、目赤泡肿、口腔黏膜出现麻疹黏膜斑、周身布发红色斑丘疹为主要临床特征。

不同麻疹的区分

1 顺证： 出疹顺序先耳后发际，渐及头面、颈部，后蔓延至胸背、腹部、四肢，最后鼻准部及手心、足心，疹色先鲜红后暗红，色泽红润，分布均匀。

1 逆证： 出疹无序或疹出不畅或暴出暴收，疹色紫暗，皮疹稠密，分布不均匀。

食疗与应用

01 芫荽汤

- **食材：** 芫荽 40 克。
- **制作方法：** 芫荽加水约 500 毫升，大火煮沸后改小火煮 15 分钟即可。去渣服，日服 1~2 次。

  本品发散透疹。适用于麻疹初热期。

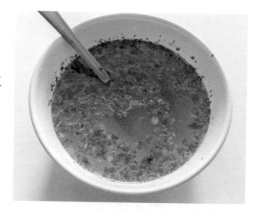

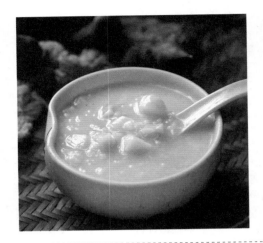

02 荸荠萝卜粥

- **食材:** 鲜荸荠 10 个,鲜萝卜汁 500 克,粳米 30 克,白糖适量。
- **制作方法:** 将鲜荸荠削皮,与鲜萝卜汁一同煮开,入粳米煮粥,粥熟加白糖即可。空腹温热服食。

  本品清热养阴、解毒消炎。适用于疹后伤阴咳嗽者。

03 梅花绿豆粥

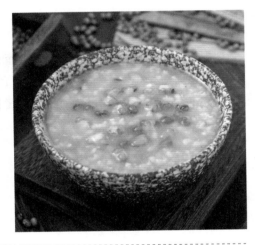

- **食材:** 蜡梅花 15 克,绿豆 30 克,粳米 50 克,冰糖适量。
- **制作方法:** 蜡梅花水煎好后取汁,再把绿豆和粳米煮粥,粥将成时,入药汁和匀,再加冰糖调味。每日分 2 次服用。

  本品清热养阴解毒。用于出疹有热者。

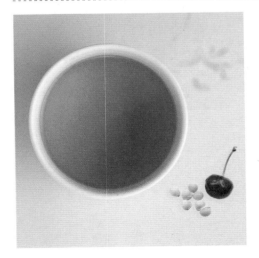

04 樱桃核煎

- **食材:** 樱桃核 20 克,白糖适量。
- **制作方法:** 准备樱桃核 20 克,洗净放入锅内,加水 300 毫升及白糖,煮沸后代茶饮。

  本品透发麻疹。适用于麻疹初热期。

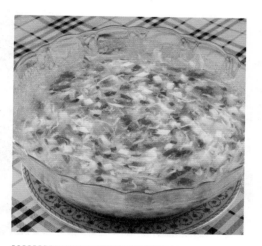

05 荠菜豆腐羹

- **食材：** 鲜荠菜连根 250 克，豆腐 250 克，荸荠粉、盐、味精适量。
- **制作方法：** 荠菜、豆腐加水适量煮开，调入适量荸荠粉至稠，加入盐、味精调味。每日分 2 次温服。

本品益气透疹。用于预防和治疗麻疹中期，疹出腹、四肢者。

06 黄花菜马齿苋汤

- **食材：** 黄花菜、马齿苋各 30 克，白糖适量。
- **制作方法：** 将黄花菜泡发，用清水洗净；马齿苋洗净备用，一起放入砂锅，先用大火烧沸，再用小火煎煮 20 分钟；去渣留汁，加入白糖搅拌均匀即可。

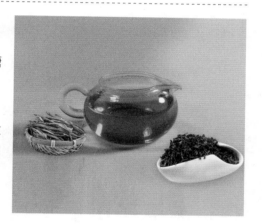

本品清热解毒。用于疹出有热。

注意事项	1	卧室空气要流通，但应避免直接吹风；室内保持一定温度、湿度。
	2	出疹期患儿避免强光刺眼。
	3	患儿饮食宜消化而富有营养，发热出疹期忌油腻辛辣之品，恢复期供给营养丰富食物。

鹅口疮

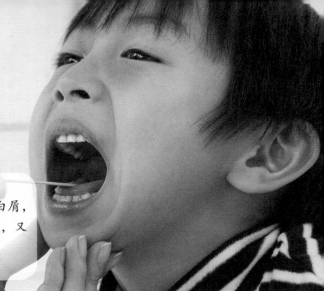

鹅口疮因小儿口腔、舌上布满白屑，状如鹅口，而得名。因其色白如雪，又称为"雪口"。

辨证要点

1. **心脾积热:** 或因孕妇平时喜食辛热炙烤之品，胎热内蕴，遗患胎儿; 或因出生后不注意口腔清洁，为秽毒之邪侵袭所致。

2. **虚火上浮:** 多因先天禀赋不足或后天乳食调护失宜，或久病、久泻肾阴亏损，以致阴虚阳亢，水不制火，虚火上浮，白屑积于口舌而致。

食疗与应用

01 苦瓜干贝煲龙骨

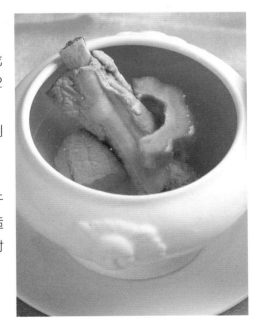

- **食材:** 苦瓜 70 克，水发干贝 8 克，龙骨段 400 克，姜片少许，盐、鸡粉各 2 克，料酒适量。

- **制作方法:** 锅中注入适量清水烧开，倒入龙骨段，加入料酒，拌匀，略煮一会儿。将氽煮好的龙骨捞出，装入盘中，备用。取一个炖盅，放入龙骨、苦瓜、姜片、干贝，倒入适量清水、料酒。蒸锅中注入适量清水烧开，放入炖盅。用大火炖 2 小时至食材熟透。放入少许盐、鸡粉，拌匀即可。

  本品清热解毒。用于各证口疮。

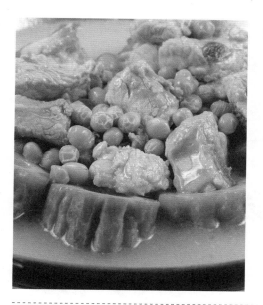

02 苦瓜黄豆排骨汤

- **食材:** 苦瓜 200 克，排骨 300 克，水发黄豆 120 克,姜片 5 克,盐 2 克,鸡粉 2 克,料酒 20 毫升。

- **制作方法:** 苦瓜对切成段，排骨氽水待用。砂锅中注入适量清水，放入洗净的黄豆，煮至沸腾。倒入排骨，放入姜片，淋入料酒，用小火煮 40 分钟，放入苦瓜，用小火煮 15 分钟。加入盐、鸡粉，再煮 1 分钟即可。

本品清热败火。适用于本病各证。

03 苦瓜菊花汤

- **食材:** 苦瓜 500 克，菊花 2 克。
- **制作方法:** 洗净的苦瓜对半切开刮去瓤籽，斜刀切块。砂锅中注入适量的清水大火烧开，倒入苦瓜，搅拌片刻，再倒入菊花。略煮一会儿至食材熟透即可。

本品清热解毒。用于各证口疮。

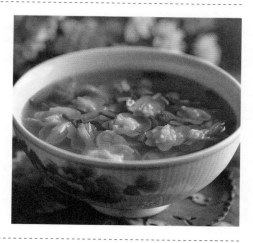

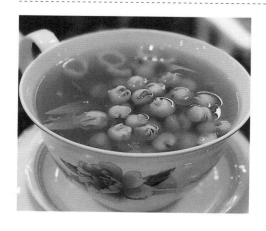

04 洋参莲子汤

- **食材:** 西洋参 3 克，莲子去芯 12 枚，冰糖 25 克。
- **制作方法:** 西洋参切片，与莲子放在小碗内加水发泡后，再加冰糖，隔水蒸炖 1 小时，喝汤吃莲子与西洋参。

本品滋阴清热。心脾积热与虚火上浮皆可食用。

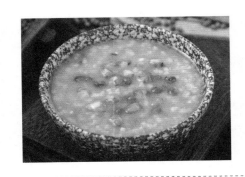

05 竹叶蒲公英绿豆粥

- **食材：** 淡竹叶 10 克，蒲公英 10 克，绿豆 30 克，粳米 30 克，冰糖少许。
- **制作方法：** 蒲公英、淡竹叶水煎取汁，加绿豆和粳米、冰糖煮粥。

本品清热健脾。用于心脾积热者。

06 金银花茅根猪蹄汤

- **食材：** 猪蹄块 350 克，黄瓜 200 克，金银花、白芷、桔梗、白茅根各少许，盐、鸡粉、白醋若干。
- **制作方法：** 黄瓜切小段，猪蹄块汆水。锅中注水烧热，倒入食材。大火煮沸转小火煲约 90 分钟，加盐、鸡粉、白醋调味即可。

本品清热解毒、疏散风热。用于各证鹅口疮。

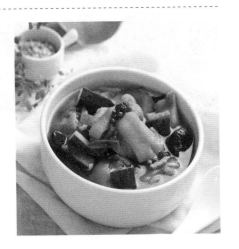

注意事项

1	注意饮食卫生，食物宜新鲜、清洁。乳母不宜过食辛热及酸辣刺激之品，餐具应煮沸消毒，避免感染。
2	注意保持口腔清洁，防止损伤口腔黏膜，特别是禀赋不足及久病、久泻患儿更应注意。
3	婴儿用的毛巾、食具、吸奶器、奶瓶等生活用品要清洗消毒，以防止此病反复发作。
4	患儿在哺乳前后要用 2% 碳酸氢钠溶液清洗口腔，局部涂 1% 紫药水或制霉菌素。
5	患儿可用无菌棉签蘸取 0.5% 碘伏涂搽口腔黏膜。
6	少量、多次喂水，保持口腔清洁、黏膜湿润。

第八章

妇科疾病的食疗

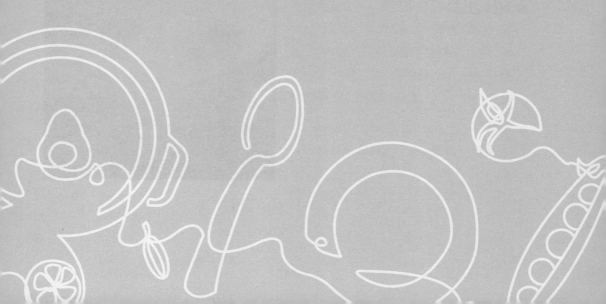

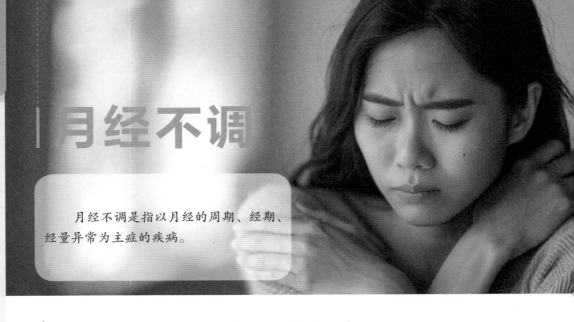

月经不调

月经不调是指以月经的周期、经期、经量异常为主症的疾病。

不同月经不调的区分

1 **情志过极：** 或情志不遂，心火亢盛，耗伤肾阴；或思虑伤脾，脾不统血。

2 **体虚久病，统血无权：** 或劳倦纵欲太过，或久病体虚，导致心、脾、肾气阴不足，血不循经。

食疗与应用

01 黄芪山药粥

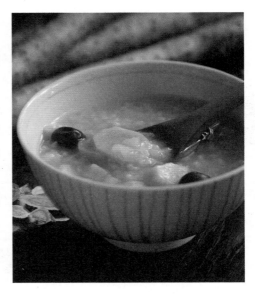

- **食材：** 黄芪 30 克，山药 50 克，红枣 8 枚，粳米 100 克。

- **制作方法：** 山药去皮洗净 (去皮要戴手套，谨防过敏) 切块；大枣洗净泡 10 分钟；粳米洗净放入电高压锅，加水 1000 毫升左右；加入切好的山药、洗净的大枣、黄芪，煮 20 分钟；电高压锅按煮粥键即可。

  本品补气健脾。用于气虚证月经不调。

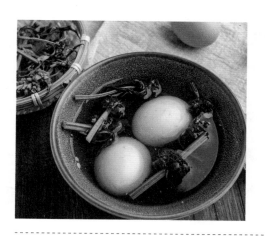

02　枸杞益母鸡蛋汤

- **食材:** 枸杞30克，益母草30克，鸡蛋2个。

- **制作方法:** 将鸡蛋洗净后，上三味加水约500毫升，鸡蛋煮熟后，捞出剥去外壳后续煮片刻去药渣，吃蛋饮汤即可。

本品补肾益气固冲。用于肾虚证月经不调。

03　阿胶猪皮汤

- **食材:** 原料猪皮130克，阿胶10克，葱白少许，盐2克，生抽、料酒各5毫升。

- **制作方法:** 锅中注水烧开，放入切好的猪皮，汆去腥味，捞出待用。砂锅中注水烧热，倒入猪皮、葱白，淋料酒。盖上盖，用大火煮开后转小火煮40分钟至猪皮熟软。放入阿胶，拌匀。略煮片刻至阿胶充分溶入汤中加盐、生抽即可。

本品滋阴补血。用于血虚而致月经不调。

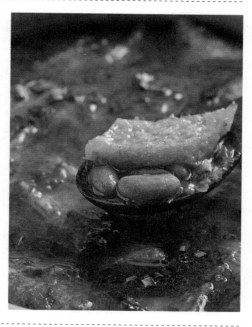

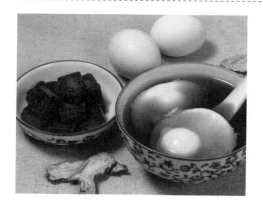

04　当归红糖炖鸡蛋

- **食材:** 当归25克，红糖15克，鸡蛋2个。
- **制作方法:** 上三味加水约500毫升，大火煮沸后改小火煮15分钟即可。

本品补血活血。用于血虚证月经不调。

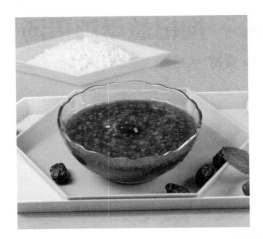

05 艾叶红糖粥

- **食材：** 艾叶 30 克，红糖 10 克，粳米 100 克。
- **制作方法：** 艾叶（磨粉）与淘洗干净的粳米一起加水煮粥，粥将熟时放入红糖，再煮至粥熟。

本品温经散寒。适用于血寒证月经不调。

06 当归红枣猪蹄汤

- **食材：** 当归、黄芪、党参、红枣、白扁豆、黄豆、猪蹄各 200 克，姜片、盐少许，料酒 5 毫升。
- **制作方法：** 将当归、黄芪、党参、红枣泡发 10 分钟，黄豆、白扁豆泡发 2 小时。捞水锅中倒入猪蹄，加入料酒，氽去血水。砂锅注水，放入猪蹄、泡好的食材、姜片，搅拌均匀。加盖，用大火煮开后转小火续煮 120 分钟，加入盐搅匀调味即可。

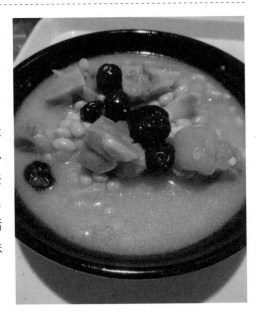

本品补血调经。适用于血虚不调。

注意事项

1　月经不调的患者在日常生活中，要有规律的生活、充足的睡眠、均衡的营养。勿焦虑紧张，保持愉悦的心情。

2　经行之时，勿食寒凉食物，身体要保温，勿食生冷（如凉拌生菜、西瓜、椰子汁，以及从冰箱刚拿出来的食品或冷饮），勿食酸醋、螃蟹、田螺等寒凉食物。

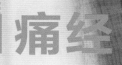
痛经

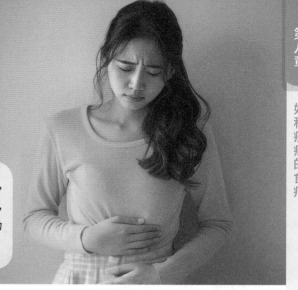

> 痛经是指女性正值经期或经行前后，出现周期性小腹疼痛，或伴腰骶酸痛，甚至剧痛晕厥，影响正常工作及生活的疾病。

不同痛经的区分

1. **寒凝血瘀：** 小腹冷痛拒按，得热痛减。
2. **气滞血瘀：** 小腹胀痛拒按，经行不畅，乳房胀痛。
3. **湿热蕴结：** 小腹疼痛或胀痛不适，有灼热感，平素带下量多，色黄稠臭秽。
4. **气血虚弱：** 小腹隐痛喜按，神疲乏力，头晕。
5. **肝肾亏虚：** 小腹绵绵作痛，腰膝酸软，头晕耳鸣。

食疗与应用

01 黄芪党参龙凤汤

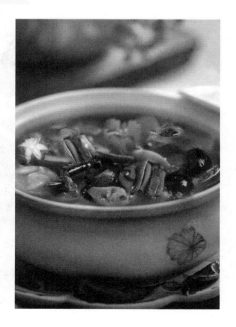

- **食材：** 黄芪、党参、陈皮、红枣、枸杞、黄豆、牛膝、小香菇各 10 克，鳝鱼肉 100 克，土鸡肉 100 克，水 800～1000 毫升，盐少许。

- **制作方法：** 黄芪、牛膝、党参、陈皮、红枣、枸杞泡发 10 分钟，香菇泡发 30 分钟，黄豆泡发 2 小时。锅中注水烧开，倒入鸡块余水。锅中注水，放入除枸杞外的食材，大火烧开后转小火煮 100 分钟。放入枸杞，小火续煲 10 分钟，加入少许盐调味即可。

本品生津养血。用于气血亏虚之痛经。

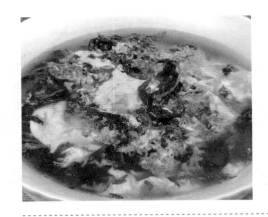

02 艾叶炖蛋

- **食材:** 艾叶30克,鸡蛋2个,红糖10克。
- **制作方法:** 将艾叶洗净,放入锅中,加水500毫升,煮沸后捞出艾叶,将鸡蛋煎熟后放入艾叶水中,再煮5分钟后加入红糖后服用。

本品温经散寒。用于寒凝血瘀证痛经。

03 莲藕丝瓜汤

- **食材:** 丝瓜1根,莲藕1节,盐少许。
- **制作方法:** 将丝瓜、莲藕去皮洗净后切片,锅中放入少许油,将莲藕、丝瓜放入锅中炒拌,加入适量清水及盐调味,待水沸腾后关火,即可食用。

本品清热生津止痛。用于湿热蕴结证痛经。

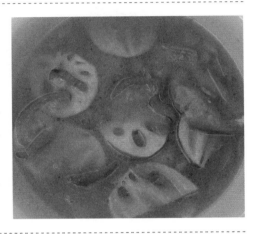

04 人参滋补汤

- **食材:** 鸡肉300克,猪瘦肉35克,人参、党参、黄芪、龙眼、枸杞、红枣、姜片各适量,高汤适量,盐、鸡粉、味精各适量。
- **制作方法:** 鸡肉洗净斩块,与瘦肉一起放入锅中氽煮,断生后捞出沥干。将煮好的鸡块、瘦肉放入炖盅,再加入洗净的药材和姜片。锅中倒入高汤煮沸,加盐、鸡粉、味精调味。将高汤舀入炖盅,加上盖。炖锅中加入清水,放入炖盅,加盖炖1小时即可。

本品生津养血。用于气血亏虚之痛经。

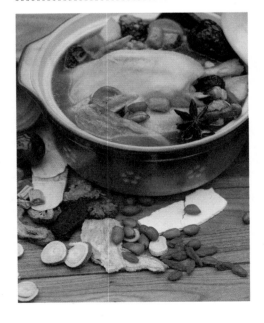

114

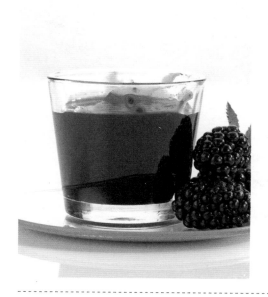

05 桑葚红花汤

- **食材:** 桑葚25克,红花5克,鸡血藤 20克,黄酒适量。

- **制作方法:** 在鸡血藤和红花中加入2碗 水煎汁,待到锅中只剩1碗水时,弃去 药渣,留取汁液备用。桑葚清洗干净后, 放入锅中,加入适量的水开始煮,煮至桑 葚熟烂时,倒入药汁和黄酒,搅拌一下, 再煮上5分钟,即可出锅。每日早、晚 温热服用。红花具有活血化瘀、调经养血 的作用。

本品养血调经。用于血枯经闭证痛经。

06 薏米粥

- **食材:** 薏米100克。

- **制作方法:** 将薏米洗净,泡一晚上,放 入电高压锅,加水1000毫升左右,电高 压锅按煮粥键即可。

本品健脾利湿。用于痰湿阻滞证痛经。

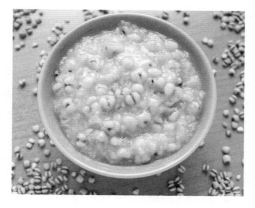

注意事项		
	1	避免生冷饮食,多饮温开水。
	2	保证睡眠充足,心情愉悦。
	3	长期痛经需要去医院在医生的指导下,寻找痛经的原因, 尤其是由一些疾病引起的继发性痛经,需要及时治疗,以 免延误病情。

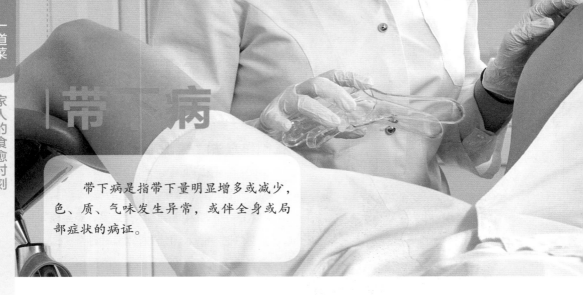

带下病

带下病是指带下量明显增多或减少，色、质、气味发生异常，或伴全身或局部症状的病证。

不同带下病的区分

1. **脾虚证：**带下量多，色白，面色萎黄，神疲乏力，少气懒言。
2. **肾阳虚证：**带下量多，色淡，面色晦暗，畏寒肢冷，腰背冷痛。
3. **阴虚夹湿证：**带下量多，质稍稠，伴五心烦热，失眠多梦。
4. **湿热下注证：**带下量多，色黄或呈脓性，伴全身困重，胸闷。
5. **湿毒蕴结：**带下量多，色黄绿如脓，质黏稠，臭秽难闻。
6. **肝肾亏虚证：**带下量少，甚至全无，阴道干涩，阴部萎缩，头晕耳鸣，腰膝酸软。
7. **血瘀津亏：**带下量少，阴道干涩，胸胁，乳房胀痛。

食疗与应用

01 山药扁豆煎

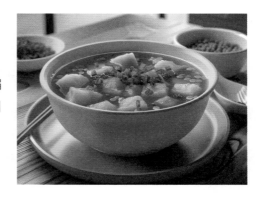

- **食材：**山药50克，扁豆50克，红糖适量。
- **制作方法：**将山药去皮洗净切块，将扁豆洗净，同山药共煮至熟，加红糖，每日服2次。

本品健脾益气。用于脾虚证带下过多。

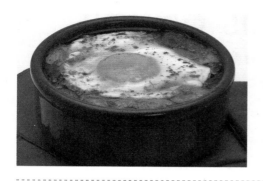

02 姜桂鸡蛋汤

- **食材：** 肉桂5克，干姜10克，鸡蛋1个。
- **制作方法：** 将肉桂、干姜水煎后，去渣，打入鸡蛋，熟后食蛋饮汁，每日2次。

本品温肾助阳。用于肾阳虚证带下过多。

03 凉拌马齿苋

- **食材：** 马齿苋300克，蒜瓣、酱油、麻油适量。
- **制作方法：** 将马齿苋去根、老茎，洗净，切成小段，下沸水锅焯透捞出。将蒜瓣捣成蒜泥，浇在马齿苋上，倒入酱油，淋上麻油，吃时拌即可。

本品清热利湿、收敛止带。用于湿热下注证带下过多。

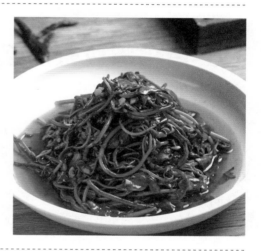

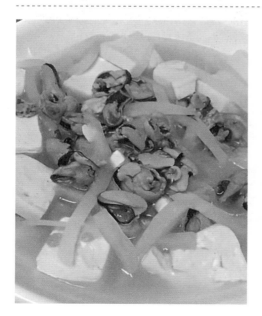

04 淡菜萝卜豆腐汤

- **食材：** 淡菜50克，萝卜半根，豆腐1块，黑枸杞30克，红枣6枚，盐、鸡精少许。
- **制作方法：** 淡菜泡发，萝卜切成手指粗细的条状，豆腐切块。热油下淡菜略微翻炒，移入砂锅里，中火烧开后小火慢炖30~40分钟。将烫过水的萝卜和红枣、枸杞一起倒入汤中，烧开后再次用微火炖30~40分钟。再将豆腐放入锅中，加盐、鸡精，开锅后再用微火炖20~30分钟。

本品滋阴益肾。用于阴虚夹湿热证带下过多。

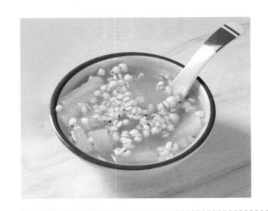

05 薏仁冬瓜汤

- **食材：** 薏苡仁 30 克，冬瓜 50 克。
- **制作方法：** 冬瓜洗净切块，与薏苡仁同放入锅中，加入 1000 毫升清水，大火烧开后，服用汤汁。

本品清热利湿。用于湿热下注证带下过多。

06 首乌黑豆五指毛桃煲鸡

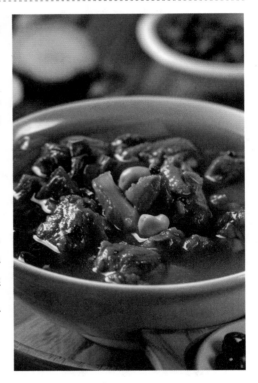

- **食材：** 乌鸡块 350 克，核桃仁 30 克，水发黑豆 80 克，五指毛桃 40 克，首乌 15 克，姜片、盐少许。
- **制作方法：** 锅中注水烧开，倒入乌鸡块，氽煮片刻。关火后捞出氽煮好的乌鸡块，沥干水分，备用。砂锅中注入适量清水，倒入乌鸡块、五指毛桃、核桃仁、黑豆、首乌、姜片，拌匀。加盖，大火煮开转小火煮 3 小时至熟。揭盖，加入盐，搅拌至入味。关火后将煮好的菜肴盛出，装入碗中即可。

本品养血通络。用于血瘀津亏而致带下。

注意事项	1	白带异常期间一定要保证阴部的卫生，要经常换洗内裤，建议每日都要换，洗内裤的时候先用热水烫，晾的时候要放在阳光充足的地方暴晒。
	2	白带异常期间注意饮食作息规律。

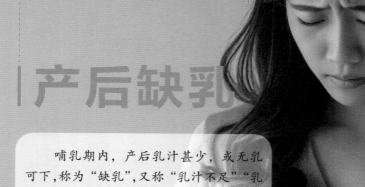

产后缺乳

哺乳期内，产后乳汁甚少，或无乳可下，称为"缺乳"，又称"乳汁不足""乳汁不行"。其主要病机为乳汁化源不足，无乳可下；或乳汁运行受阻。

不同缺乳的区分

① **气血虚弱证：** 一般而言，产后乳少，甚或全无，乳房柔软，面色少华，倦怠乏力，神疲食少。

② **肝郁气滞证：** 产后乳少，甚或全无，乳房胀硬、疼痛，胸胁胀满，情志抑郁。

食疗与应用

01 丝瓜鸡蛋汤

- **食材：** 丝瓜 2 根，鸡蛋 1 个，油少许。
- **制作方法：** 将丝瓜去皮切块备用，将鸡蛋打成蛋液。起油锅，下鸡蛋炒成凝固状态，转入放清水的汤锅，水开，滴少许油，下丝瓜块，煮至丝瓜熟后盛出。

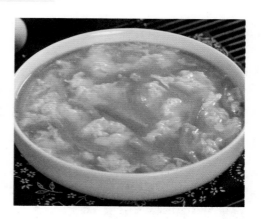

本品通络下乳。用于产后乳汁不下。

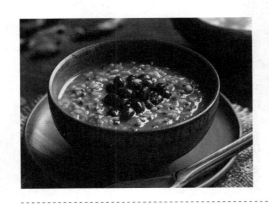

02 赤小豆粥

- **食材：** 赤小豆 100 克，粳米 50 克。
- **制作方法：** 将赤小豆、粳米洗净放入锅中，加入适量水煮沸，再以慢火煮烂即可。

本品通络下乳。适于产后乳汁不下。

03 木瓜牛奶饮

- **食材：** 木瓜 2 个，鲜牛奶 500 毫升，白砂糖适量。
- **制作方法：** 将木瓜洗净，去皮、籽，切细丝，木瓜丝放入锅内，加水、白砂糖熬煮至木瓜熟烂，注入鲜奶调匀，再煮至汤微沸即可。

本品通络下乳。适合于产后乳汁不下。

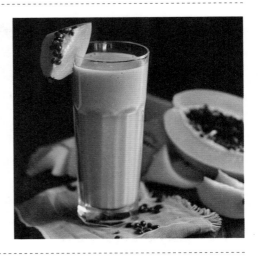

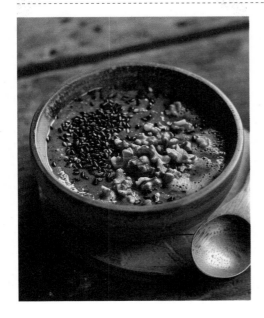

04 核桃黑芝麻粥

- **食材：** 核桃仁 50 克，黑芝麻 30 克，粳米 50 克，冰糖适量。
- **制作方法：** 粳米用清水浸泡 10 分钟，锅中水烧开放入粳米，大火煮开加盖小火炖煮，核桃、芝麻炒香，然后用蒜臼捣碎，米粥煮至黏稠加入冰糖，煮至冰糖融化，放入黑芝麻和核桃仁，搅拌均匀后煮 2 分钟关火。

本品补肾填精、养血和胃。用于产后缺乳。

05 五红汤

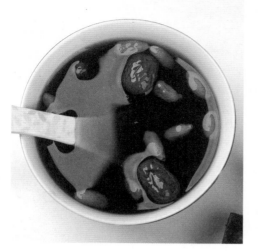

- **食材:** 红枣、红豆、红皮花生各 20 克，枸杞 10 克，红糖 1 茶匙。
- **制作方法:** 砂锅中倒入适量清水，水开放入红枣、红豆、红皮花生、枸杞，大火烧开，转小火焖煮 25 分钟；砂锅中加上红糖搅拌均匀，继续转小火煲 10 分钟即可。

本品补气养血。适用于产后血虚之乳汁不下。

06 玫瑰露酒

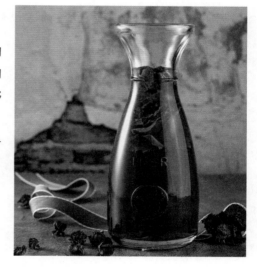

- **食材:** 玫瑰花约 250 克（鲜玫瑰花约 350 克），白酒约 1500 毫升，冰糖约 250 克。（注: 玫瑰花的品种一般选用野玫瑰而不是花店的观赏玫瑰）。
- **制作方法:** 将玫瑰花、冰糖、白酒同时放入酒罐中（陶瓷或玻璃，不能用塑料），密封浸泡 30 日左右，即可饮用。

本品用于肝郁而致产后缺乳。

注意事项	1	哺乳时间每次能超过 30 分钟最佳。前乳、后乳营养成分不同，哺乳时将一侧奶水吸净后再换边。
	2	多摄取汤类饮食。
	3	情绪波动对乳汁分泌具有重要影响，尽可能保持心情愉快，并保证充足睡眠。

第九章

其他常见疾病的食疗

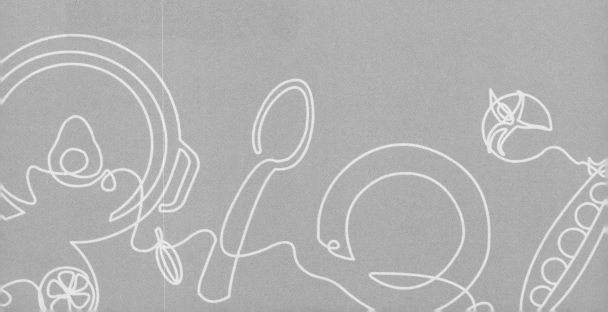

中暑

中暑，俗称发痧，古称中暍。是指在暑热天气、湿度大和无风的环境条件下因出汗停止而身体排热不足，出现体温极高、脉搏迅速、皮肤干热、肌肉松软、虚脱及昏迷等以体温调节中枢功能障碍、汗腺功能衰竭和水电解质丧失过多为特征的疾病。

不同中暑的区分

① **暑热动风型：** 壮热不退，躁扰不宁甚或神昏，四肢抽搐，角弓反张，牙关紧闭，双目上视，面赤息粗，舌红、苔黄少津，脉弦数。

② **暑伤津气型：** 发热，口渴，汗多或无汗，心烦，神疲思睡，气短乏力，尿短黄，舌红、苔黄少津，脉细数无力。

③ **暑伤肺络型：** 感受暑热，骤然咯血、衄血，身热，口渴，咳嗽气喘，头目不清，舌红、苔黄，脉洪数无力。

食疗与应用

01 绿豆粥

- **食材：** 绿豆 100 克，大米 100 克，红糖 100 克。

- **制作方法：** 红糖加水熬融收取糖水。绿豆、大米加水，大火烧开转小火慢熬成粥，加入糖水，搅匀，再熬 5 分钟。

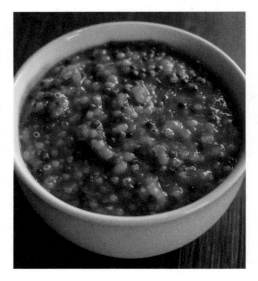

  本品利尿消肿，解暑除烦。适于中暑烦热，口干，泻痢者。

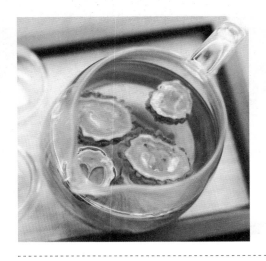

02 苦瓜茶

- **食材:** 绿茶适量, 苦瓜 1 个。
- **制作方法:** 苦瓜从上端切开, 挖去瓜瓤, 装入绿茶, 再将切开的瓜盖合拢, 用竹签串住, 将瓜挂于通风处阴干。取瓜洗净, 连同茶叶切碎, 混合均匀。每次取 10 克, 开水冲泡, 焖半小时, 频饮。

本品清热解暑。用于中暑发热、口渴烦躁、小便不利者。

03 消暑豆芽冬瓜汤

- **食材:** 冬瓜块 100 克, 绿豆芽 70 克, 高汤适量, 姜片、葱花各少许, 食用油适量。
- **制作方法:** 热锅注油烧热, 放入姜, 倒入冬瓜块, 炒香。加入备好的高汤, 用中火煮约 10 分钟, 至食材熟透。放入洗净的绿豆芽, 拌匀, 稍煮片刻即可。关火后盛出煮好的汤料, 撒上葱花即可。

本品清热利尿。用于各证中暑。

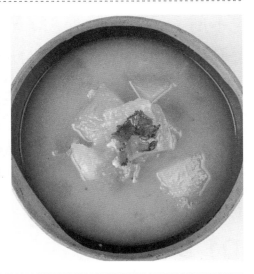

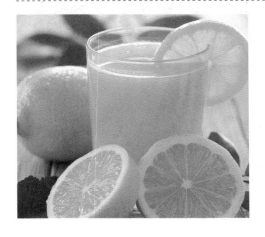

04 柠檬速溶饮

- **食材:** 鲜柠檬 500 克。
- **制作方法:** 取鲜柠檬果肉切碎, 以洁净纱布绞取汁液; 先以大火, 后改以小火, 慢慢熬煮成膏, 装瓶备用。每次 10 克, 以沸水冲化, 每日饮用 2 次。

本品祛暑除烦、生津止呕。用于中暑呕恶、口渴烦躁者。

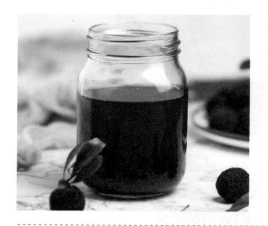

05 杨梅甜酒汤

- **食材：** 新鲜杨梅 500 克，白糖 50 克。
- **制作方法：** 杨梅洗净后加入白糖，捣烂放入瓷罐中，自然发酵 1 周后，用纱布滤汁，再置锅中煮沸，停火冷却后，装瓶密封保存。越陈久越好，随量饮用。

本品清解暑热、祛湿止泻。用于预防中暑或者暑热泄泻。

06 西瓜翠衣粥

- **食材：** 鲜西瓜翠衣 50 克，绿豆 100 克，薏苡仁 50 克，红糖 100 克。
- **制作方法：** 西瓜翠衣切细粒，红糖加水熬融收取糖水。将绿豆、薏苡仁加水，大火烧开后撇出浮沫，再下西瓜翠衣，转用小火慢煮成粥，加入糖水，搅匀。

本品清暑祛湿、生津利尿解毒。适用于各证中暑。

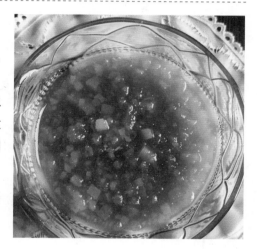

注意事项		
	1	天气炎热时，要适当地补充水分，不论是否口渴。
	2	在阳光下活动时，尽量穿宽松浅色的透气衣服，戴宽边遮阳帽，使用防晒霜。
	3	如果患者意识不清或昏迷，禁止喂水，以免造成窒息。
	4	严重中暑者可能会发生肌肉不由自主地抽搐，饮用纯净水、矿泉水甚至会加重抽搐，不要往患者嘴里放任何东西，不要刻意束缚其抽搐的身体，应及时送医院处理。

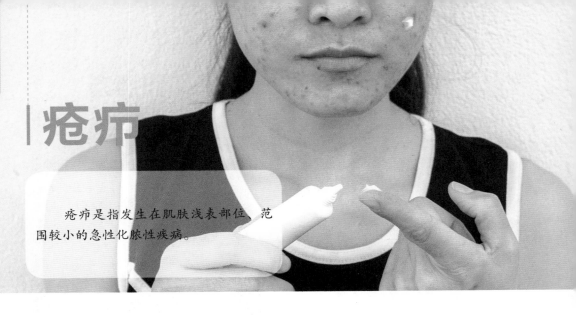

疖疮

疖疮是指发生在肌肤浅表部位、范围较小的急性化脓性疾病。

不同疖疮的区分

① **热毒蕴结证:** 伴发热、口渴、溲赤、便秘; 舌苔黄, 脉数发于夏秋季节, 以小儿及产妇多见。

② **体虚毒恋, 阴虚内热证:** 常伴口干唇燥; 舌质红, 苔薄, 脉细数。

食疗与应用

01 蒲公英蛋饼

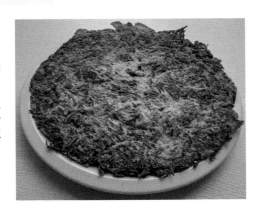

- **食材:** 鲜蒲公英 30 克, 鸡蛋 2 个, 素油 50 克, 盐少许。
- **制作方法:** 先将蒲公英洗净切成 1~2 厘米长的小段, 调入鸡蛋内, 放盐少许, 再将素油烧热, 炒鸡蛋成饼, 即可食用。

本品清热解毒。用于各证疖疮。

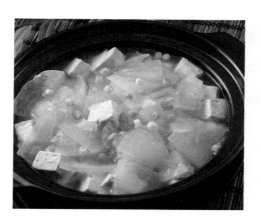

02 冬瓜豆腐汤

- **食材：** 冬瓜 500 克，豆腐 250 克。
- **制作方法：** 冬瓜洗净切块，与豆腐一同放锅中煮汤，随时服用。

  本品清热解毒除湿。用于各证疥疮。

03 冬瓜薏米茶

- **食材：** 冬瓜 200~400 克，薏仁米 30~50 克，白糖适量。
- **制作方法：** 所有食材加水煮汤代茶饮，一日 1 次，连服 4~5 日。

  本品清热除湿、解毒止痛。用于各证疥疮。

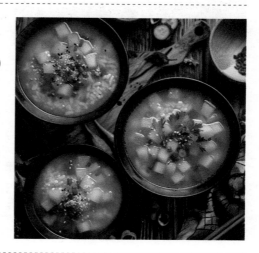

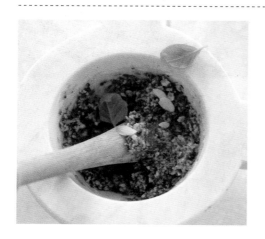

04 丝瓜葱白膏

- **食材：** 丝瓜瓤 100 克，葱白 30 克，鲜马齿苋 30 克。
- **制作方法：** 以上食材共捣成膏状，敷患处，一日 1~2 次。

  本品清热解毒。用于各证疥疮。

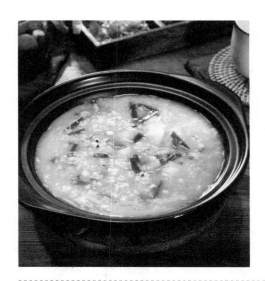

05 薏米炖冬瓜

- **食材:** 冬瓜230克,薏米60克,姜片、葱段各少许,盐2克,鸡粉2克。
- **制作方法:** 洗好的冬瓜去瓤,切小块,备用。砂锅中注入适量清水烧热。倒入备好的冬瓜、薏米,撒上姜片、葱段。盖上盖,烧开后用小火煮约30分钟至熟。关火后调入盐、鸡粉,盛出煮好的菜肴即可。

本品清热除湿、解毒止痛。用于各证疥疮。

06 牛蒡丝瓜汤

- **食材:** 牛蒡120克,丝瓜100克,姜片、葱花各少许,盐2克,鸡粉少许。
- **制作方法:** 牛蒡切滚刀块,洗好去皮的丝瓜切滚刀块。锅中注入适量清水烧热,倒入牛蒡、姜片搅匀。盖上锅盖,烧开后用小火煮约15分钟至其熟软。倒入丝瓜,搅拌均匀,大火煮至熟透。加入盐、鸡粉,搅匀调味,撒上葱花即可。

本品清热解毒。用于各证疥疮。

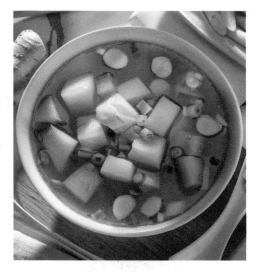

注意事项	1	注意个人卫生,勤洗澡,勤理发,勤修指甲,勤换衣服。
	2	少食辛辣炙煿助火之物及肥甘厚腻之品,患疖时忌食鱼腥发物,保持大便通畅。
	3	患消渴病等应及时治疗,体虚者应积极锻炼身体,增强体质。

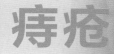

痔疮

痔疮，是直肠末端黏膜下和肛管皮肤下的静脉丛发生扩大、曲张所形成的柔软静脉团，又称为痔、痔核。

不同痔疮的区分

① 风伤肠络： 所下之血色泽鲜红，下血暴急呈喷射状，或肛门瘙痒。

② 气滞血瘀： 肛内肿物脱出，甚或嵌顿，肛管紧缩，坠胀疼痛，甚则肛缘水肿、血栓形成，触痛明显。

③ 脾虚气陷： 多表现在老年人气虚、妇人生育过多以及小儿久泻久痢之后，痔核脱出不得回纳，下血量多颜色淡，以及出现面白少华，神疲乏力，少气懒言，纳少便溏等脾虚、气虚的表现。

④ 湿热下注： 多为饮食不节，恣食生冷、肥甘之后出现，表现有痔核脱出，排便时肛门灼热、里急后重等感觉。

食疗与应用

01 柿饼汤

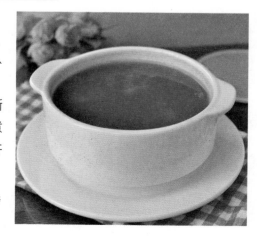

- **食材：** 柿饼 1~2 个，木耳 30 克，糖、水淀粉适量。

- **制作方法：** 先把柿饼切丁，木耳泡好撕成小块，然后一起倒入锅中，加入清水煮开一会再加淀粉勾芡，放入糖搅匀，煮开后即可盛起食用。

  本品涩肠止血、润肺和胃。用于秋季痔疮出血或兼有秋燥咳嗽者。

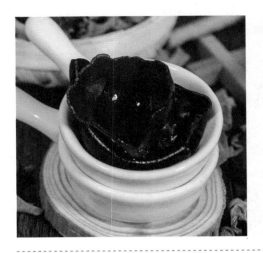

02 黑木耳方

- **食材：** 木耳 10 克, 贝母 15 克, 苦参 15 克。
- **制作方法：** 黑木耳清理干净，加贝母、苦参，再加少许水用小火煮成羹服食，1 日 2~3 次。木耳,性平、味甘,能凉血止血,有治疗血痢、便血、痔疮的作用。

本品清热、润肠、解毒，经常食用此菜可预防痔疮复发。

03 香蕉粥

- **食材：** 香蕉 250 克，大米 50 克，白糖适量，清水 1800 毫升。
- **制作方法：** 香蕉去皮，大米洗净；将香蕉、大米一同放入锅中，加适量水，煮成粥后撒入白糖即可。

本品清热解毒、润肠通便。可用于痔疮便血者。

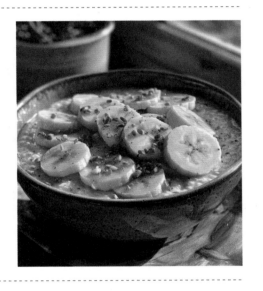

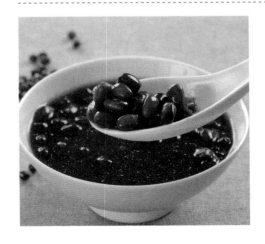

04 赤豆当归汤

- **食材：** 赤小豆 50 克，当归 10 克。
- **制作方法：** 洗净后一起入锅，加水煎煮后去当归，吃豆喝汤即可，每日 1 剂，可分 2 次服。

本品消肿解毒、补血活血。适合痔疮下血者。

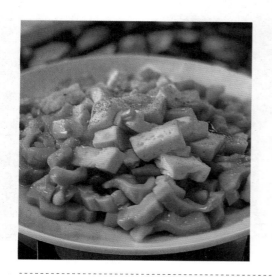

05 苦瓜炒豆腐

- **食材:** 豆腐300克，苦瓜50克，豆芽50克，精炼油10毫升，盐3克，味精、淀粉适量。
- **制作方法:** 苦瓜洗净切片，用沸水烫后沥干水分；锅中放油，将豆腐煎至两面金黄后放入味精、盐；加入苦瓜、豆芽煸炒数分钟后再放入适量淀粉水起锅。

本品涤热利肠。用于各证痔疮，脾胃虚弱者禁用。

06 槐花饮

- **食材:** 陈槐花15克，粳米60克，红糖适量。
- **制作方法:** 槐花研细末，粳米煮粥，粥熟滤取米汤，调入槐花末、红糖。每日喝2次。

本品凉血止血。适用于痔疮出血。

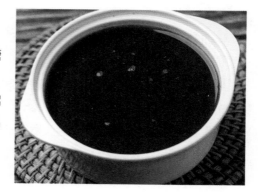

注意事项		
1	养成每日定时排便的良好习惯，防止便秘，蹲厕时间不宜过长，以免肛门部瘀血。
2	注意饮食调和，多喝开水，多食蔬菜，少食辛辣食物。
3	避免久坐久立，进行适当地活动或定时做肛门括约肌运动。
4	保持肛门局部清洁卫生，防止便秘或腹泻的发生。

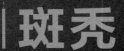

斑秃

斑秃，中医病名叫"油风"，是一种头发突然发生斑块状脱落的慢性皮肤病。因头发脱落之处头皮光亮而得名。

不同斑秃的区分

① **血热风燥：**突然脱发成片，偶有头皮瘙痒，或伴头部烘热，心烦易怒，急躁不安，舌质红，苔薄，脉弦。

② **气滞血瘀：**病程较长，头发脱落前先有头痛或胸胁疼痛等症，伴夜多噩梦，烦热难眠；舌质暗红，有瘀点、瘀斑，苔薄，脉沉细。

③ **气血两虚：**多在病后或产后头发呈斑块状脱落，并呈渐进性加重，范围由小而大，毛发稀疏枯槁，触摸易脱，伴唇白，心悸，气短懒言，倦怠乏力，舌质淡，舌苔薄白，脉细弱。

④ **肝肾不足：**病程日久，平素头发焦黄或花白，发病时呈大片均匀脱落，甚或全身毛发脱落，伴头昏，耳鸣，目眩，腰膝酸软，舌质淡，苔薄，脉细。

食疗与应用

01 鲜毛姜片

■ **食材：**鲜毛姜（或生姜）1个。

■ **制作方法：**鲜毛姜（或生姜）切片，烤热后涂搽脱发区，每日数次。

本品活血化瘀。用于气滞血瘀者。

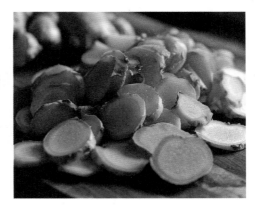

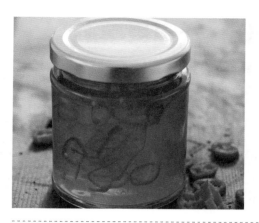

02 辣椒酊

- **食材:** 10% 辣椒酊。
- **制作方法:** 适量辣椒放于乙醇之中，按比例制作成辣椒酊，外搽。

  本品祛风除湿。用于各证斑秃。

03 地黄粥

- **食材:** 熟地黄、粳米各适量。
- **制作方法:** 先把熟地黄切开，入砂锅中，加适量的清水煎取药汁，然后把药汁与粳米一起煮粥食用。

  本品益肾、补血生发。适用于血虚引起的斑秃症。

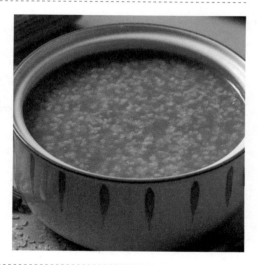

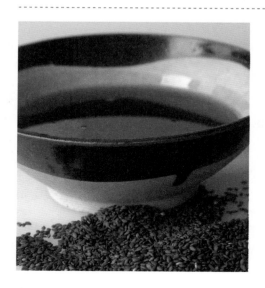

04 侧柏芝麻油

- **食材:** 侧柏叶（阴干）末 50 克，芝麻油 50 克。
- **制作方法:** 侧柏叶研末，调入芝麻油，外涂脱发处。连涂 1 个月，每日数次。

  本品生发。用于各证斑秃。

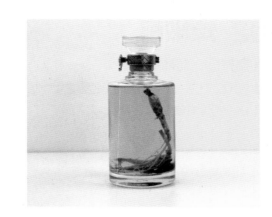

05 **冬虫夏草酒**

- **食材:** 冬虫夏草60克，白酒400毫升。
- **制作方法:** 将冬虫夏草60克浸入白酒400毫升内，7昼夜后弃药渣，装瓶备用，用棉球蘸酒外搽患处1~3分钟，早、晚各1次。

  本品生发、乌发。用于各证斑秃。

注意事项		
	1	劳逸结合，保持心情舒畅，睡眠充足。避免烦躁、忧愁、动怒等。
	2	加强营养，多食富含维生素的食物，纠正偏食的不良习惯，忌食辛辣刺激性食物。
	3	注意头发卫生，加强头发护理，发病期间不烫发、不染发。

牙疼

牙疼是指牙齿因某种原因引起的疼痛。牙痛时往往伴有不同程度的牙龈肿痛的表现。

不同牙痛的区分

1. **风热犯齿：** 牙齿胀痛，受热或食辛辣之物即痛甚，患处得凉则痛减，牙龈肿胀，不能咀嚼食物，或腮肿而热，口渴，舌尖红，舌苔薄白或微黄而干，脉象浮数。

2. **风寒牙痛：** 牙齿作痛，抽掣样感，吸受冷气则痛甚，患处得热则痛减，时恶风寒，口不渴，舌淡红，舌苔薄白，脉象浮紧或迟缓。

3. **胃火燔龈：** 牙齿疼痛，以胀痛感为主，牵引头脑或牙龈发红肿胀，齿缝间渗血渗脓，满面发热，口渴，时欲饮冷，口气热臭，恶热喜冷，或唇舌颊腮肿痛，大便秘结，尿黄，舌质偏红，舌干，舌苔黄，脉象洪数或滑数。

食疗与应用

01 花椒方

- **食材：** 花椒 5 粒。
- **制作方法：** 将花椒用牙咬碎，置于疼痛部位。

本品散寒止痛。用于寒性牙痛。

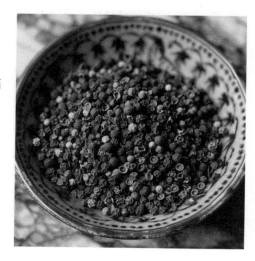

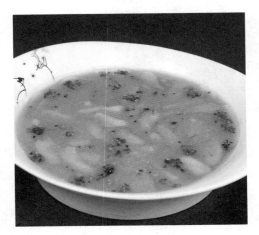

02 丝瓜姜汤

- **食材：** 丝瓜 500 克，鲜姜 100 克。
- **制作方法：** 将丝瓜削去皮洗净切片，鲜姜去皮加工成片，同放入锅中，加水煮 2~3 小时，食丝瓜饮汤。

  本品清热祛湿、解毒杀虫。用于风火牙痛。

03 沙参鸡蛋汤

- **食材：** 沙参 30 克，鸡蛋 2 个，白糖适量。
- **制作方法：** 将沙参洗净，与鸡蛋同入锅中，加水煮鸡蛋至熟，取出，剥去蛋壳，将鸡蛋再放入锅中用小火煮 30 分钟，加白糖调味，饮汤食鸡蛋。

  本品清热生津。可用于风火牙痛。

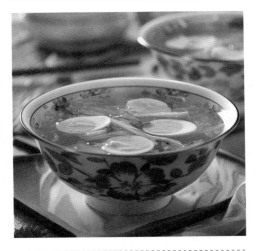

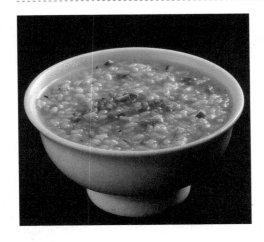

04 生地黄粥

- **食材：** 生地黄 50 克，大米 50 克，白糖适量。
- **制作方法：** 将生地黄洗净切碎，与大米同入锅中，加适量清水煮成粥，加入白糖调匀食用。

  本品清热凉血。对风火牙痛有良效。

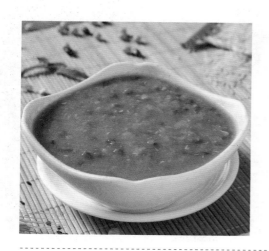

05 绿豆粳米羹

- **食材：** 绿豆、粳米各500克，白糖适量。
- **制作方法：** 将绿豆、粳米分别放入锅内炒熟磨成细粉，加入白糖，用开水调食，每次1汤匙。

本品清热解毒。用于风火燥热引起的牙痛。

06 银耳何首乌

- **食材：** 银耳（白木耳）15克，制何首乌15克，花生衣3克，粳米60克。
- **制作方法：** 银耳、制何首乌、粳米分别洗净，一同放入锅，放入花生衣煮成粥，食用之。

本品清热润燥、养血解毒、补血养血。可防治牙痛。

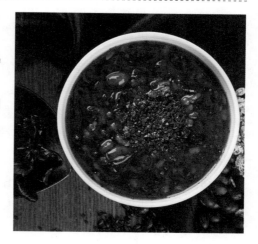

注意事项		
	1	调节精神压力，避免吸烟及饮酒。
	2	注意口腔卫生，养成良好的口腔清洁习惯，如选择合适的牙刷和含氟的牙膏，正确刷牙，对牙齿进行充分清洁。
	3	养成用牙线的习惯，牙线能有效清除邻面牙菌斑和嵌塞的食物。
	4	餐后用清水或漱口水漱口，定期到正规的医疗机构清洁牙齿。

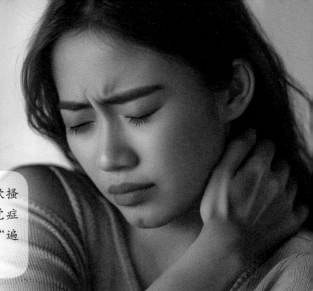

皮肤瘙痒

> 皮肤瘙痒，是皮肤产生痒感而欲搔抓，但又无原发皮肤损害的一种自觉症状。如《外科证治全书·卷四》云："遍身瘙痒，并无疮疥，搔之不止。"

不同皮肤瘙痒的区分

1 血热证： 多发生于青壮年人，皮肤瘙痒，搔破呈条状血痕，夏重冬轻，或遇热尤甚，得寒则解。伴有口干心烦，舌绛或舌尖红，苔薄黄，脉象弦数或滑数。

2 血虚证： 多见于老年人，秋冬尤剧，春夏转轻。证见皮肤干燥，遍布抓痕，经常搔抓处可呈苔藓样改变，皮肤脱屑如素批状，或遍布血丝。伴有面色无华，心悸失眠，头晕眼花等症，舌淡苔净，脉象弦细。

3 风湿证： 皮肤瘙痒，搔抓后起水疱、丘疹、流水，或皮肤湿烂，多见于青壮年，夏秋季节为甚，舌苔白腻或薄黄腻，脉象滑数。

食疗与应用

01 薏苡红豆粥

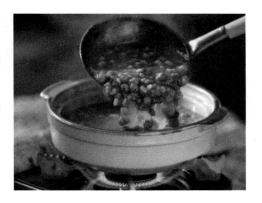

- **食材：** 红豆 50 克，薏苡仁 50 克，白糖适量。
- **制作方法：** 把红豆和薏苡仁一起洗净加水煮粥，煮到红豆酥烂加入糖食用，每日 2 次。

  本品清热、除湿、止痒。用于风湿证。

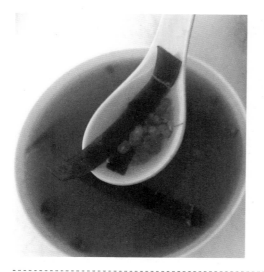

02 海带绿豆汤

- **食材:** 海带15克,绿豆30克,薄荷12克。
- **制作方法:** 取海带水发,切成丝;绿豆淘洗净,与海带丝一起入锅大火煮沸;煮至绿豆开花后,放入装有薄荷的纱布包,再沸后取出纱布包即成。作茶饮,每日1~2剂。

本品清热解暑、养心安神、祛风止痒。用于夏季暑热时皮肤疼痒者。

03 地肤薏仁粥

- **食材:** 地肤子15克,薏苡仁100克。
- **制作方法:** 地肤子单煎取汁,放入薏苡仁煮成稀粥,代早、晚餐食用,连服一周。

本品清热除湿止痒。用于夏季或肥胖皮肤瘙痒者。

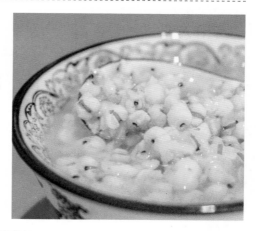

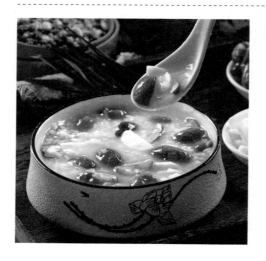

04 健脾冬瓜粥

- **食材:** 冬瓜150克,山药100克,大枣若干,粳米100克,食盐少许。
- **制作方法:** 先将粳米煮至八成熟,再放入冬瓜、山药、大枣(切碎)。熟烂后放食盐调味,每日服2次,早、晚各1次。

本品健脾祛湿、润肤止痒。

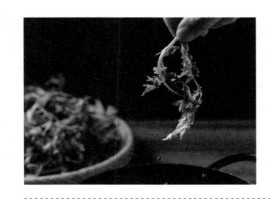

05 **艾叶花椒水**

- **食材:** 花椒 20 克，艾叶 20 克。
- **制作方法:** 食材大火煮沸后转小火煮 5 分钟，温度适宜后外洗。

  本品祛寒除湿，止痒。用于风寒性皮肤瘙痒。

06 **熟地当归粥**

- **食材:** 熟地黄 30 克，当归 20 克，粳米 40 克，加陈皮末少许。
- **制作方法:** 将熟地黄、当归、粳米、加陈皮末煮粥，每日服 2 次，中午、晚上各 1 次。

  本品养血健脾止痒。用于血虚证。

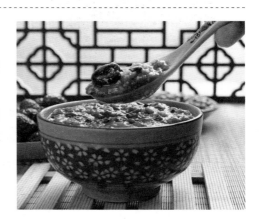

注意事项	1	皮肤瘙痒者平时在家中应当注意保持皮肤湿润，忌强碱性皂液清洁皮肤，避免搔抓和热水烫洗皮肤，穿着纯棉的贴身衣物，同时避免劳累。
	2	饮食上应注意营养均衡，避免油腻、难消化、易过敏的食物。
	3	适当进行锻炼，以免身体免疫力下降。

胃及十二指肠溃疡

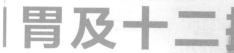

　　胃及十二指肠溃疡是以胃和十二指肠壁呈周期性疼痛、嗳气、返酸等为主要症状的慢性疾病。

不同胃肠溃疡的区分

1 **感受外邪：**外感寒、热、湿诸邪，内客于胃。

2 **内伤饮食：**饮食不节，或过饥过饱，损伤脾胃。

食疗与应用

01 肉丸子小白菜粉丝汤

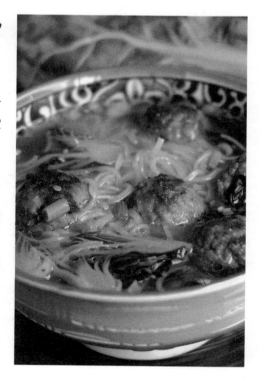

- **食材：**猪肉末 100 克，鸡蛋液、粉丝各 20 克，上海青 50 克，葱段 12 克，盐 2 克，水淀粉 5 毫升，生抽 6 毫升。

- **制作方法：**洗净的上海青去根部，切段；洗好的葱段切成末。粉丝装碗，加开水，稍烫片刻。猪肉末装碗，加入葱末、鸡蛋液、盐，拌匀。倒入水淀粉、生抽，拌匀，腌渍 5 分钟至入味。将腌好的肉末挤成数个丸子，装盘。锅中注水烧开，放入肉丸，煮开后转小火续煮至熟。放入上海青、粉丝、盐、生抽，搅匀，盛出即可。

　　本品润肠排毒。适用于各证胃肠溃疡。

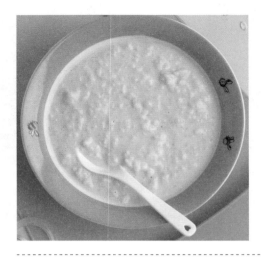

02 鳕鱼糊

- **食材:** 鳕鱼 50 克，水发大米 100 克。
- **制作方法:** 鳕鱼肉切丁，汆水至转色。大米翻炒至半透明状，放入鳕鱼丁，炒出香味。注入适量的清水，煮 20 分钟。将食材用榨汁机打碎后装入碗中。奶锅中倒入榨好的食材，煮至沸，盛出即可。

本品滋补强身、和中健脾。用于各证胃肠溃疡。

03 菠菜西蓝花汁

- **食材:** 菠菜 200 克，西蓝花 180 克，白糖 10 克。
- **制作方法:** 西蓝花切成小块，菠菜切成段。西蓝花和菠菜焯水备用。取榨汁机，选择"榨汁"功能，榨取蔬菜汁。倒入白糖，再选择"榨汁"功能，搅拌片刻，至蔬菜汁味道均匀。

本品解热毒、利肠胃。用于外感热邪型肠胃溃疡。

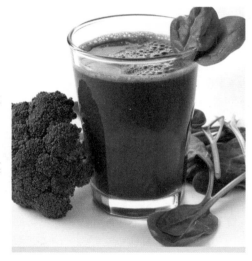

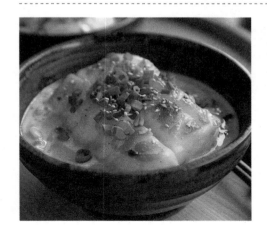

04 鳕鱼蒸蛋

- **食材:** 鳕鱼 100 克，蛋黄 50 克。
- **制作方法:** 鳕鱼切块。取 1 个碗，倒入蛋黄、清水，拌匀，制成蛋液。再取 1 个碗，倒入鳕鱼丁、蛋液，用保鲜膜封口，蒸 10 分钟至熟。

本品滋补强身、和中健脾。用于各证胃肠溃疡。

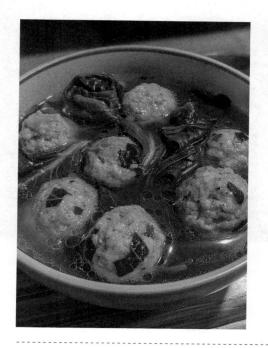

05 菠菜肉丸汤

- **食材:** 菠菜 70 克，肉末 110 克，姜末、葱花各少许，盐 2 克，鸡粉 3 克，生抽 2 毫升，生粉 12 克，食用油适量。

- **制作方法:** 洗净的菠菜切段，把肉末装入碗中，倒入姜末、葱花。加少许盐、鸡粉，撒上生粉，拌匀至其起劲。锅中注水烧开，将拌好的肉末挤成丸子，放入锅中。用大火略煮，撇去浮沫。加入少许食用油、盐、鸡粉、生抽。倒入菠菜，拌匀，煮至断生。关火后盛出煮好的肉丸汤即可。

本品利肠胃、补胃气。用于各证胃肠溃疡。

06 小白菜虾皮汤

- **食材:** 小白菜 200 克，虾米 35 克，姜片少许，盐 3 克，鸡粉 2 克，料酒、食用油各适量。

- **制作方法:** 小白菜切段。起油锅，放入姜片爆香。下入虾米，拌炒匀。再淋入少许料酒，炒香，倒入适量清水。加入盐、鸡粉，倒入小白菜，略煮即可。

本品润肠排毒。适用于各证胃肠溃疡。

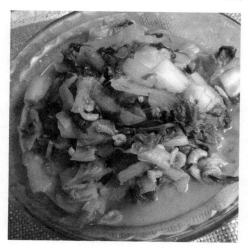

注意事项

1 饮食上应注意营养均衡，避免油腻、难消化的食物。

2 适当进行锻炼，以免身体免疫力下降。

143

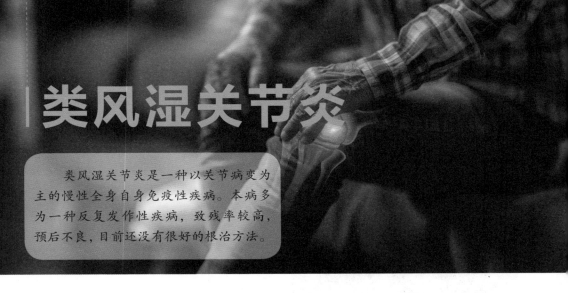

类风湿关节炎

类风湿关节炎是一种以关节病变为主的慢性全身自身免疫性疾病。本病多为一种反复发作性疾病，致残率较高，预后不良，目前还没有很好的根治方法。

不同类风湿性关节炎的区分

1. **外感风、寒、湿、热之邪：** 肢体关节、肌肉疼痛，屈伸不利，可累及多个关节，疼痛呈游走性；或肢体关节疼痛，活动不利，局部灼热红肿，得冷则舒，可有皮下结节或红斑。

2. **痰瘀痹阻：** 病程日久，肢体关节肿胀刺痛，痛有定处，夜间痛甚；或关节肌肤紫暗、肿胀，按之较硬，肢体顽麻或重着；或关节僵硬变形，屈伸不利，甚则肌肉萎缩，有硬结、瘀斑。

3. **体虚：** 关节肿大，僵硬变形，屈伸不利，肌肉瘦削，腰膝酸软。

食疗与应用

01 豌豆苗拌香干

- **食材：** 豌豆苗 90 克，香干 150 克，彩椒 40 克，蒜末、盐、鸡粉、生抽、芝麻油、食用油适量。

- **制作方法：** 香干、彩椒切成条，备用。锅中注水烧开，倒入食用油、盐、鸡粉、香干、彩椒，煮半分钟。加入豌豆苗，煮至断生，捞出。食材装入碗中，放入蒜末、生抽、鸡粉、盐。淋入芝麻油，即可。

  本品适用于本病各证。

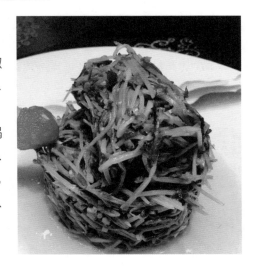

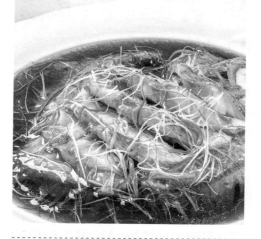

02 豉汁蒸马头鱼

- **食材：** 马头鱼 500 克，姜丝、葱丝、红椒丝、香葱条、姜片、蒸鱼豉油、食用油适量。

- **制作方法：** 将香葱条上放马头鱼，再放上姜片。大火蒸 15 分钟。拣去姜片和香葱条，摆上葱丝、姜丝、红椒丝。倒入蒸鱼豉油，锅中注油烧热，浇在鱼身上即可。

  本品适用于本病各证。

03 西蓝花虾皮蛋饼

- **食材：** 西蓝花、面粉各 100 克，鸡蛋 2 个，虾皮 10 克，盐、食用油适量。

- **制作方法：** 西蓝花切小朵。取 1 个碗，倒入面粉、盐，鸡蛋、虾皮、西蓝花，拌匀。起油锅，放入面糊，煎至两面金黄即可。

  本品适用于本病各证。

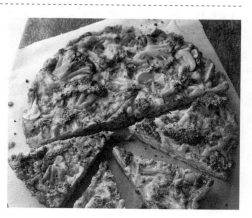

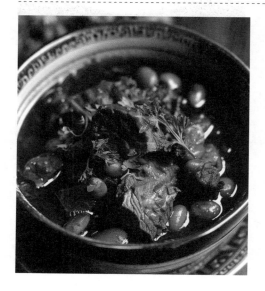

04 花豆炖牛肉

- **食材：** 牛肉 160 克，水发花豆 120 克，姜片少许，盐 2 克，鸡粉 3 克，料酒 6 毫升，生抽 4 毫升，食用油适量。

- **制作方法：** 牛肉切块汆水，待用。起油锅，放入姜片，爆香，倒入牛肉，炒匀。放入料酒、生抽、清水、花豆、盐，大火烧开后再转小火炖 2 小时。放入鸡粉，炒匀即可。

  本品适用于本病各证。

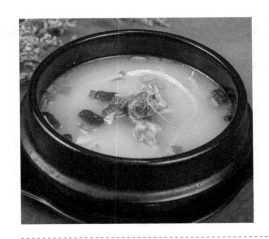

05 黄芪红枣牛肉汤

- **食材:** 黄芪、花生、红枣、莲子、香菇、牛肉 200 克, 水 800 毫升, 盐适量。
- **制作方法:** 莲子泡发 1 小时, 香菇泡发 30 分钟。黄芪、花生、红枣泡发 10 分钟。砂锅中注水, 倒入食材, 大火煮开转小火煲煮 2 小时, 加盐搅匀调味。

本品适用于本病各证。

06 冬瓜黄豆淮山排骨汤

- **食材:** 冬瓜 250 克, 排骨块 300 克, 水发黄豆 100 克, 水发白扁豆 100 克, 党参 30 克, 淮山 20 克, 姜片少许, 盐 2 克。
- **制作方法:** 冬瓜切块, 排骨块焯水待用。锅中注入适量清水, 倒入食材, 大火煮开转小火煮 2 小时即可。

本品适用于本病各证。

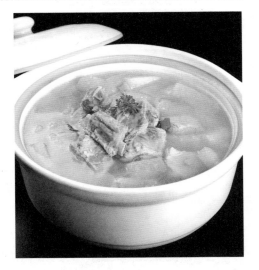

注意事项	1	饮食上应注意营养均衡，避免油腻、难消化的食物。
	2	适当进行锻炼，以免身体免疫力下降。

高血压

高血压是指在静息状态下，动脉收缩压和舒张压增高，常伴有心、脑、肾、视网膜等器官功能性或者器质性改变，以及脂肪和糖代谢失调等现象，分为原发性高血压症和继发性高血压症。

不同高血压的区分

① 饮食不节若平素嗜酒无度，暴饮暴食，或过食肥甘厚味。

② 久病劳倦继发于其他各类慢性疾病之后。

食疗与应用

01 香蒸蔬菜

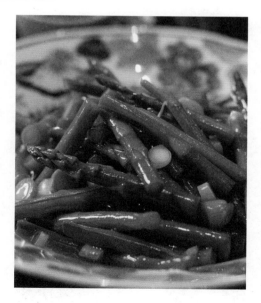

- **食材：** 四季豆50克，芦笋75克，椰子油5毫升，盐3克。

- **制作方法：** 洗净的四季豆斜刀切段。洗净的芦笋拦腰切断，去老皮，斜刀切段。往备好的碗中放上芦笋、四季豆，加入盐、椰子油，待用。电蒸锅注水烧开，放上食材。加盖，蒸10分钟。揭盖，取出蒸好的蔬菜即可。

本品适用于各证高血压。

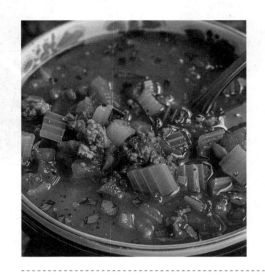

02 番茄洋芹汤

- **食材：** 芹菜 45 克，瘦肉 95 克，番茄 65 克，洋葱 75 克，姜片少许，盐 2 克。
- **制作方法：** 洋葱、番茄、瘦肉切块，芹菜切段。瘦肉焯水。锅中注水烧开，倒入瘦肉块、洋葱块、番茄、姜片。大火煮开转小火煮 1 小时。放入芹菜段，续煮 10 分钟，加入盐即可。

本品适用于各证高血压。

03 南瓜糙米饭

- **食材：** 南瓜丁 140 克，水发糙米 180 克，盐少许。
- **制作方法：** 碗中放入糙米、南瓜丁，搅散，注入适量清水，加入少许盐，拌匀。大火蒸约 35 分钟，至食材熟透即可。

本品适用于各证高血压。

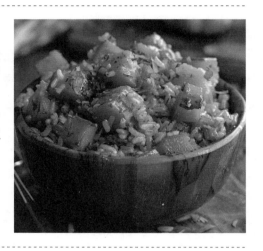

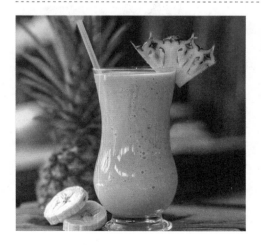

04 香蕉菠萝奶昔

- **食材：** 香蕉 1 根，菠萝 100 克，鲜奶 100 毫升。
- **制作方法：** 香蕉、菠萝切块待用。榨汁机中倒入切好的食材，再倒入鲜奶，榨取奶昔。

本品适用于各证高血压。

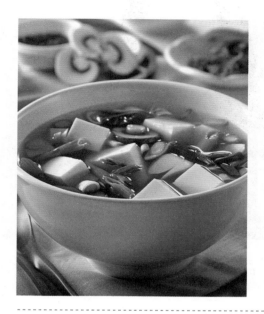

05 砂锅素菜汤

- **食材:** 芦笋、香菇、小白菜、豆腐各50克，姜、素汤各适量，盐、酱油、香油、花生油各适量。

- **制作方法:** 芦笋洗净，切成小片。香菇、豆腐切块。小白菜洗净；姜洗净，去皮切成末。炒锅注花生油烧热，放入芦笋片、香菇块、豆腐块略煸。添入素汤，放入食材烧沸。加入盐、酱油、姜末，淋入香油，略烧即可。

本品适用于各证高血压。

06 海带豆腐汤

- **食材:** 海带50克，豆腐200克，姜丝适量，葱花适量，高汤600毫升，米酒15毫升，盐适量。

- **制作方法:** 豆腐切块，海带洗净，切条。锅中放入高汤煮滚，加入海带，煮至海带稍软。加入豆腐、米酒、姜丝煮滚，再加入盐调味，起锅前撒上葱花即可。

本品适用于各证高血压。

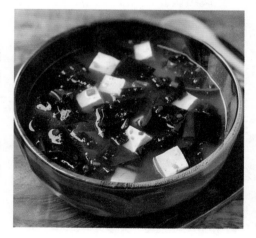

注意事项	1	饮食上应注意营养均衡，忌食肥甘厚腻。
	2	适当进行锻炼，以免身体免疫力下降。

口腔溃疡

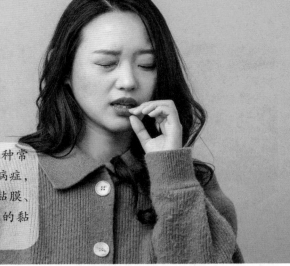

口腔溃疡俗称"口疮"，是一种常见的发生于口腔黏膜的溃疡性损伤病症，多见于唇内侧、舌头、舌腹、颊黏膜、前庭沟、软腭等部位，与这些部位的黏膜缺乏角质化层或角化较差有关。

不同口腔溃疡的区分

① **风热燥邪：** 侵犯脏腑风热燥邪，侵犯于肺，或肺经素有燥热，复感外邪，邪热熏蒸，灼伤肺络，而致溃疡。

② **饮食辛热：** 血脉受损饮酒过多，或嗜食辛辣厚味，导致湿热内蕴，阳明热盛，热灼胃络，血溢胃中，随胃气上逆，则见溃疡。

③ **情志过极：** 气乱血溢郁怒忧思、情志过极，则气机逆乱，迫血妄行，溢于脉外，而成溃疡。

食疗与应用

01 清炒西蓝花

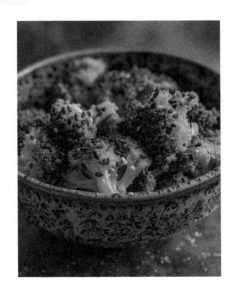

- **食材：** 西蓝花 150 克，黑芝麻、盐、食用油各适量。

- **制作方法：** 洗净的西蓝花切成小朵，再切碎。锅中注入适量的清水大火烧开。倒入西蓝花，搅拌片刻至断生。将西蓝花捞出，沥干水分，待用。用油起锅，倒入西蓝花，翻炒片刻，注入少许清水。加入盐，快速翻炒片刻。将炒好的西蓝花盛出，装入碗中，撒上黑芝麻即可。

  本品用于各证高血压。

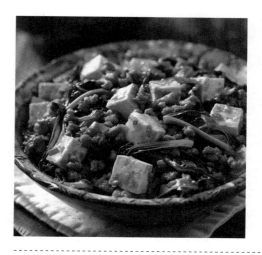

02 青菜豆腐炒肉末

- **食材:** 豆腐 300 克，上海青 100 克，肉末 50 克，彩椒 30 克，盐、鸡粉各 2 克，料酒、水淀粉、食用油各适量。
- **制作方法:** 豆腐切丁，彩椒、上海青切块。豆腐略煮待用。起油锅，肉末炒至变色，倒入剩余食材，炒至食材熟透。加入盐、鸡粉、水淀粉、料酒，略翻炒即可。

本品适用于预防口腔溃疡。

03 韭菜苦瓜汤

- **食材:** 苦瓜 150 克，韭菜 65 克。
- **制作方法:** 洗好的韭菜切碎，待用。洗净的苦瓜对半切开，去瓤，再切成片，备用。用油起锅，倒入苦瓜，翻炒至变色。倒入韭菜，快速翻炒出香味。注入适量清水，搅匀，用大火略煮一会儿，至食材变软。关火后盛出煮好的汤料即可。

本品清热之功较强，适用于热证溃疡，脾胃虚弱者慎食。

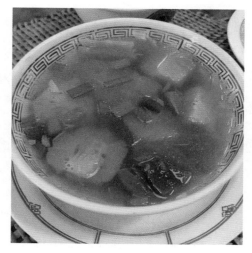

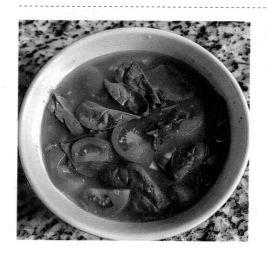

04 西红柿菠菜汤

- **食材:** 菠菜 200 克，西红柿 100 克，姜片少许，盐、鸡粉、食用油各适量。
- **制作方法:** 西红柿切块，菠菜切段。锅中注水烧开，加入食用油、盐、鸡粉、姜片、西红柿，大火煮至沸。倒入菠菜，煮约 2 分钟即可。

本品解热毒利肠胃。用于各证溃疡，经期女子忌食。

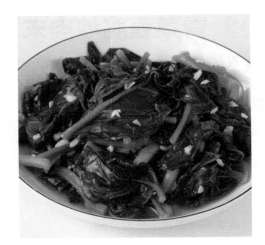

05 枸杞落葵

- **食材：** 落葵 240 克，枸杞适量，蚝油 30 克，芝麻油、盐适量。
- **制作方法：** 将落葵洗净，切去较硬的根部。烧一锅滚水，放入盐，先放入落葵焯烫，再放入枸杞续煮，水滚 3 分钟后捞出沥干。将煮熟的食材放入碗中，加入蚝油拌匀，淋上芝麻油，盛盘即可。

本品清热凉血解毒。适用于各证溃疡。

06 什锦豆腐汤

- **食材：** 嫩豆腐 200 克，猪血 170 克，木耳适量，水发香菇 3 朵，葱末、榨菜末各少许，盐 3 克，核桃油适量。
- **制作方法：** 洗净的木耳切成碎，待用。水发香菇切成条，再切成粒，待用。豆腐切成小块，待用。洗净的猪血切成块，待用。热锅注水煮沸，放入香菇粒、木耳碎、豆腐块、猪血块，轻轻搅拌均匀。放入榨菜末、盐，注入核桃油，煮至食材熟透。关火，将烹制好的食材盛至备好的碗中，撒上葱末即可。

本品生津润燥、清热解毒。用于各证溃疡，痛风者忌用。

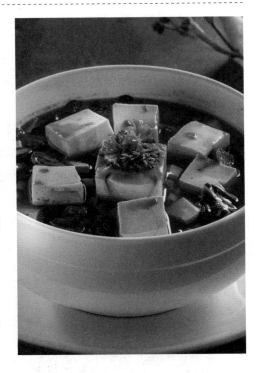

注意事项

1　饮食上应注意营养均衡，忌食辛辣刺激之物。

2　适当进行锻炼，以免身体免疫力下降。

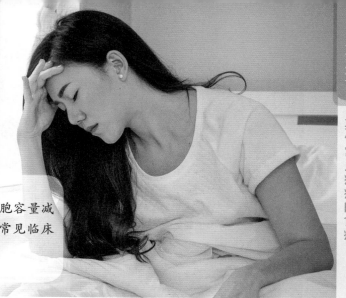

贫血

贫血是指人体外周血红细胞容量减少，低于正常范围下限的一种常见临床症状。

不同贫血的区分

① **先天不足：** 禀赋不足，难以化生气血，肝肾不足，血液化生无源；常伴有心悸、心慌，面色无华，少气懒言，神疲倦怠。

② **久病体虚：** 患病日久，耗伤气血，可伴有眩晕，失眠多梦，腹胀食少，体倦乏力。

③ **脾胃失调：** 脾胃虚弱，水谷精微不能转化，可伴有完谷不化，或食少纳呆等。

食疗与应用

01 腰果小米豆浆

- **食材：** 水发黄豆 60 克，小米 35 克，腰果 20 克。

- **制作方法：** 将已浸泡 8 小时的黄豆倒入碗中，放入小米。加入适量清水，用手搓洗干净，滤干水分。把洗好的材料倒入豆浆机中，放入腰果，注入清水。盖上豆浆机机头，启动豆浆机，开始打浆。待豆浆机运转约 20 分钟，即成豆浆。将豆浆机断电，取下机头，把煮好的豆浆滤入碗中，撇去浮沫即可。

本品清润去烦。用于各证贫血。

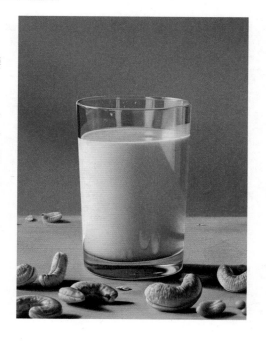

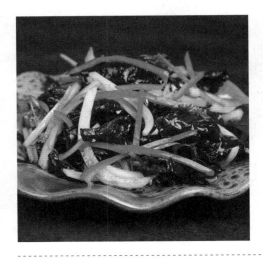

02 白灼木耳菜

- **食材：** 木耳菜 400 克，姜丝、红椒丝各 8 克，大葱丝 10 克，盐 2 克，食用油、蒸鱼豉油各适量。

- **制作方法：** 锅中注水烧开，加入适量盐、食用油，放入木耳菜煮至断生。将木耳菜装入盘中，放上大葱丝、姜丝、红椒丝。泼热油后淋上蒸鱼豉油即可。

本品用于日常补益，预防贫血。

03 黄精山药鸡汤

- **食材：** 鸡腿 800 克，去皮山药 150 克，红枣、黄精各少许，盐、鸡粉各 1 克，料酒 10 毫升。

- **制作方法：** 山药切滚刀块。鸡腿汆水。另起砂锅注入适量清水，倒入红枣、黄精、鸡腿，大火煮开后转小火煮 30 分钟。倒入切好的山药煮 20 分钟。加入盐、鸡粉料酒即可。

本品补气养阴、益肾。用于体虚贫血。

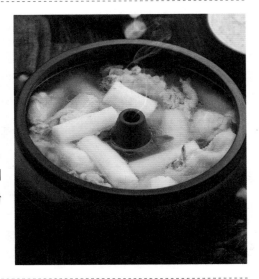

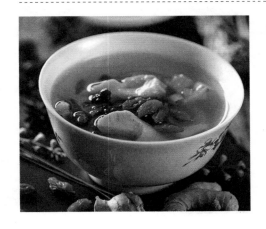

04 桑葚牛骨汤

- **食材：** 桑葚 15 克，枸杞 10 克，姜片 20 克，牛骨 600 克，盐 3 克，鸡粉 3 克，料酒 20 毫升。

- **制作方法：** 牛骨焯水。加入桑葚、枸杞、姜片，淋入料酒。小火炖 2 小时，放入盐、鸡粉，搅拌即可。

本品补血滋阴。用于各证贫血。

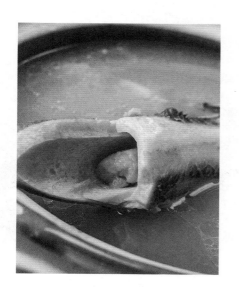

05 棒骨补骨脂莴笋汤

- **食材：** 猪棒骨170克，莴笋130克，补骨脂10克，姜片、葱段、草果各少许，盐、鸡粉各2克，料酒4毫升。

- **制作方法：** 莴笋切滚刀块。猪棒骨焯水。锅中注入适量清水烧热，倒入猪棒骨、补骨脂、姜片、葱段、草果，淋入料酒，烧开后用小火煮约1小时。倒入莴笋，续煮约15分钟，加鸡粉、盐，略煮即可。

本品补肾壮阳。用于体虚贫血。

注意事项		
	1	饮食上应注意营养均衡，忌食肥甘厚腻。
	2	适当进行锻炼，以免身体免疫力下降。

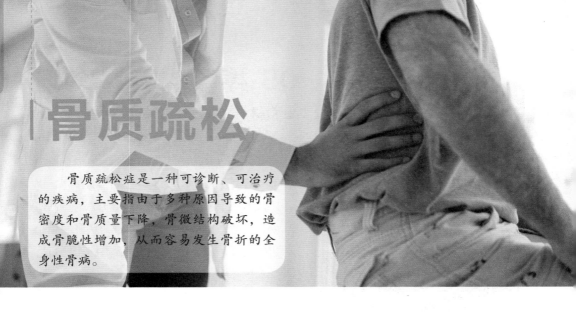

骨质疏松

骨质疏松症是一种可诊断、可治疗的疾病，主要指由于多种原因导致的骨密度和骨质量下降，骨微结构破坏，造成骨脆性增加，从而容易发生骨折的全身性骨病。

不同骨质疏松的区分

① **禀赋不足：** 先天失养所致骨质疏松。

② **年老体虚：** 年老或久病致身体亏虚而致骨质疏松。

食疗与应用

01 砂锅泥鳅豆腐汤

- **食材：** 泥鳅、豆腐各 200 克，蒜苗 50 克，姜片少许，盐、鸡粉、芝麻油各 2 克，料酒 10 毫升，胡椒粉少许。

- **制作方法：** 把洗净的豆腐切成条，再切成小方块；洗好的蒜苗切碎，备用。砂锅中注水烧开，放入姜片，倒入少许料酒。放入处理好的泥鳅，加入豆腐块，搅拌匀，撇去汤中浮沫。放入盐、鸡粉，撒上胡椒粉，再淋入芝麻油，搅匀调味，大火煮 2 分钟。放入蒜苗，搅拌匀，略煮片刻，继续搅动使食材入味。关火后盛出即可食用。

  本品用于预防骨质疏松。

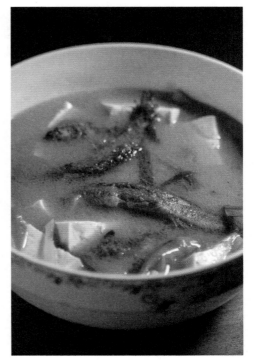

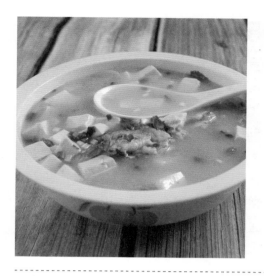

02　鲫鱼豆腐汤

- **食材:** 鲫鱼 200 克,豆腐 100 克,葱花、葱段、姜片各少许,盐、鸡粉、胡椒粉各 2 克,料酒 10 毫升,食用油适量。
- **制作方法:** 豆腐切小块,鲫鱼两面打上一字花刀。起油锅,倒入鲫鱼,稍煎一下,放上姜片、葱段,翻炒爆香。淋上料酒,加适量的清水、豆腐块煮 8 分钟。加入盐、鸡粉、胡椒粉,撒上葱花即可。

本品用于预防骨质疏松。

03　牛奶藕粉

- **食材:** 鲜牛奶 300 毫升,藕粉 20 克。
- **制作方法:** 把部分牛奶倒入藕粉中,搅拌均匀,备用。锅置火上,倒入余下的牛奶,煮开后关火,待用。锅中倒入调好的藕粉,拌匀。再次开火,煮约 2 分钟,搅拌均匀至其呈现糊状。关火后盛出煮好的藕粉糊,装入碗中即可。

本品用于预防骨质疏松。

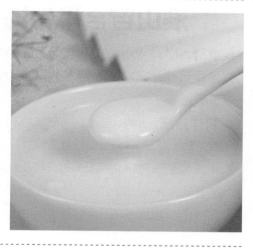

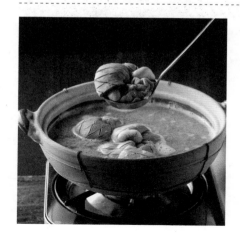

04　莲子补骨脂猪腰汤

- **食材:** 水发莲子 120 克,姜片 20 克,芡实 40 克,补骨脂 10 克,猪腰 300 克,盐、鸡粉各 2 克,料酒 10 毫升。
- **制作方法:** 猪腰切小块。锅中注入适量水烧开。倒入食材,淋料酒,小火煮至食材熟透。放入少许盐、鸡粉调味即可。

本品清润补益。用于预防骨质疏松。

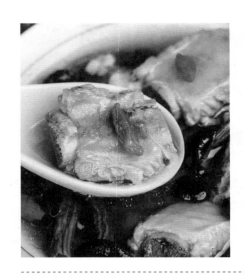

05 薏米茶树菇排骨汤

- **食材：** 排骨 280 克，水发茶树菇 80 克，水发薏米 70 克，香菜、姜片各少许，盐、鸡粉、胡椒粉各 2 克。

- **制作方法：** 茶树菇去根部，切长段。排骨汆水待用。锅中注水烧开，倒入食材，大火煮开后转小火煮 1 小时。加入盐、鸡粉、胡椒粉，摆放上香菜即可。

本品适用于各证骨质疏松。

06 淮山百合排骨汤

- **食材：** 玉竹、淮山、枸杞、龙牙百合、薏米若干，排骨块 100 克，清水 1000 毫升，盐 2 克。

- **制作方法：** 玉竹、淮山、枸杞、龙牙百合、薏米泡发 10 分钟。排骨块焯水。锅中注水烧开，倒入除枸杞外的食材，大火煮开转小火煮 100 分钟，放入枸杞续煮 20 分钟，加盐即可。

本品清润去烦。用于各证贫血。

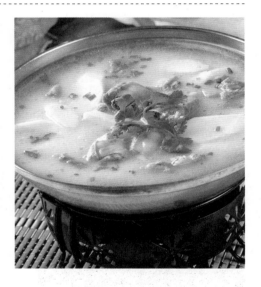

附录

随着生活水平的提高，
越来越多的食物出现在我们的饮食中。
在日常饮食中，
难免会有搭配不当的时候，
或多或少地影响身体健康。
附录介绍常见食物的功效，
让你在烹饪美食时更好地选择食材。

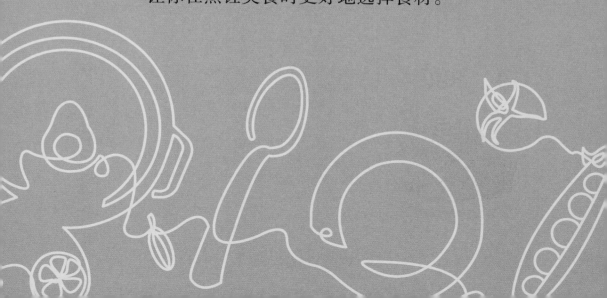

01 大白菜

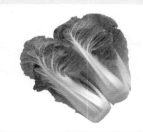

功效解读：白菜具有通利肠胃、清热解毒、止咳化痰、利尿养胃的功效，是营养极为丰富的蔬菜。

营养成分：含蛋白质、脂肪、多种维生素、粗纤维、钙、磷、铁、锌等成分。

食用宜忌：✓切大白菜时，宜顺丝切，这样白菜易熟；宜用大火快炒。✗煮的隔夜大白菜不能吃，因为含致癌物亚硝酸盐，对健康不利。

02 菠菜

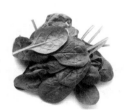

功效解读：具有促进肠道蠕动的作用，利于排便，对于痔疮、慢性胰腺炎、便秘、肛裂等病症有食疗作用，能促进生长发育，增强抗病能力，促进人体新陈代谢，延缓衰老。

营养成分：含蛋白质、脂肪、碳水化合物、维生素、铁、钾、胡萝卜素、叶酸、草酸、磷脂等。

食用宜忌：✓菠菜含维生素 K，需要油脂帮助吸收，烹调时最好放些油。✗不与豆腐同煮。

03 芹菜

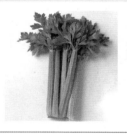

功效解读：芹菜有清热除烦、平肝、利水消肿、凉血止血的作用，对高血压、头痛、头晕、暴热烦渴、黄疸、水肿、小便热涩不利、妇女月经不调、赤白带下、瘰疬、疖腮等病症有食疗作用。

营养成分：含蛋白质、甘露醇、膳食纤维、维生素 A、维生素 C、芦丁、钙、铁、磷等。

食用宜忌：✓烹饪前把芹菜放沸水中焯烫，马上过凉水。✗炒得太熟烂，会造成多种矿物质和维生素流失。

04 油菜

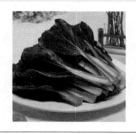

功效解读：油菜具有活血化瘀、消肿解毒、促进血液循环、润便利肠、美容养颜、强身健体的功效。

营养成分：含有丰富的钙、铁和维生素 C、β－胡萝卜素等成分。

食用宜忌：✓现做现切，并用大火炒，既可保持鲜脆，又可使其营养成分不被破坏。✗若叶子切得太细，烹调过程中营养成分会流失过多，且不要在水中浸泡过久。

05 包菜

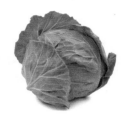

功效解读：包菜有补骨髓、润脏腑、益心力、壮筋骨、利脏器、祛结气、清热止痛、增进食欲、促进消化、预防便秘的功效。

营养成分：含有维生素 C、B 族维生素、维生素 U、钙、铁、磷、膳食纤维等成分。

食用宜忌：⊘应大火快炒，以免维生素 C 损失，煮汤时滚后再加菜，煮时应加盖。⊗不宜用滚水汆烫、浸烫，以免损失较多维生素和矿物质。

06 空心菜

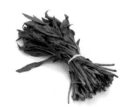

功效解读：空心菜有促进肠蠕动、通便解毒、清热凉血、利尿的功效。

营养成分：含有维生素 C、磷、钠及糖类等成分。

食用宜忌：⊘若加热的时间过短，茎部的老梗会生涩难咽，应摘除。⊗烹调时间过长会造成营养流失，应大火快炒，不等叶片变软即可熄火盛出。

07 韭菜

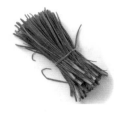

功效解读：韭菜能温肾助阳、益脾健胃、行气理血。韭菜中的含硫化合物具有降血脂及扩张血脉的作用。

营养成分：含粗纤维质、β－胡萝卜素、维生素 C 等，另外还含有钾、钙、镁、铁、锌、铜、锰等微量元素。

食用宜忌：⊘将根部以上 2 厘米切掉，可减少农药残留。⊗隔夜的熟韭菜或存放过久的生韭菜，其中的亚硝酸盐含量上升，易中毒。

08 洋葱

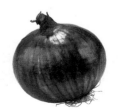

功效解读：洋葱具有散寒、健胃、发汗、祛痰、杀菌、降血脂、降血压、降血糖、抗癌的功效。

营养成分：富含蛋白质、粗纤维及胡萝卜素、维生素 B_1、维生素 B_2 和维生素 C，还含有咖啡酸、芥子酸、多糖和多种氨基酸等。

食用宜忌：⊘洋葱要选外部光滑、无损伤或虫蛀的，手捏感觉要以坚实的为佳。⊗发芽的洋葱中间多已腐烂。

09 莲藕

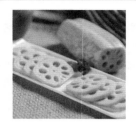

功效解读：莲藕具有滋阴养血的功效，可以补五脏之虚、强壮筋骨、补血养血。生食能清热润肺、凉血行瘀；熟食可健脾开胃、止泄固精。

营养成分：含有蛋白质、脂肪、碳水化合物、热量、粗纤维、钙、磷、铁、胡萝卜素、硫胺素、核黄素等营养成分。

食用宜忌：⊘炒时速度要快，以免破坏口感。⊗尽量避免使用铁器烹调莲藕，否则易变色、变味，也尽量别用铁制刀切莲藕。

10 西兰花

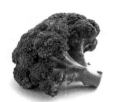

功效解读：西兰花可补肾填精、健脑壮骨、补脾和胃。西兰花富含抗氧化物，是很好的抗衰老和抗癌食物。

营养成分：含有钙、磷、铁、钾、锌、锰等成分。

食用宜忌：⊘菜秆切成圆片或切成条烹调会使其快熟。⊗西兰花焯水后，应放入凉开水内过凉，捞出沥净水再用，烧煮和加盐时间也不宜过长，才不致丧失和破坏防癌抗癌的营养成分。

11 西红柿

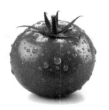

功效解读：西红柿具有止血、降压、利尿、健胃消食、生津止渴、清热解毒、凉血平肝的功效，可以有效预防宫颈癌、膀胱癌、胰腺癌等，另外，还能美容和治愈口疮。

营养成分：富含糖类、蛋白质、脂肪、碳水化合物、胡萝卜素、B族维生素、维生素C。

食用宜忌：⊘所含维生素A为脂溶性维生素，故最好是油炒油炖，以便于人体吸收。⊗烹调时加醋会破坏β-胡萝卜素，降低营养价值。

12 胡萝卜

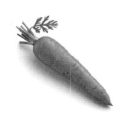

功效解读：胡萝卜有健脾和胃、补肝明目、清热解毒、壮阳补肾、透疹、降气止咳等功效，对于肠胃不适、麻疹、百日咳、小儿营养不良等症状有食疗作用。

营养成分：含有丰富的钙、铁和维生素C、β-胡萝卜素等成分。

食用宜忌：⊘现做现切，并用大火炒，既可保持鲜脆，又可使其营养成分不被破坏。⊗若切得太细，烹调过程中营养成分会流失过多，且不要在水中浸泡过久。

13 南瓜

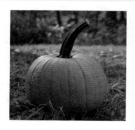

功效解读： 南瓜具有润肺益气、化痰、消炎止痛、降低血糖、驱虫解毒、止喘、美容等功效。可防止结肠癌的发生，对高血压也有预防和治疗作用。

营养成分： 含蛋白质、淀粉、糖类、胡萝卜素、维生素 B_1、维生素 B_2、维生素 C 和膳食纤维，以及钾、磷、钙、铁、锌等。

食用宜忌： ✓南瓜中所含的类胡萝卜素耐高温，加油脂烹炒，更有助于人体摄取吸收。✗长期存放、表皮微烂、瓜瓤有异味的老南瓜不能烹调食用。

14 黄瓜

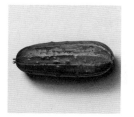

功效解读： 黄瓜具有除湿、利尿、降脂、镇痛、促消化的功效。尤其是黄瓜中所含的纤维素能促进肠内腐败食物排泄，对肥胖者有利。

营养成分： 含蛋白质、膳食纤维、矿物质、维生素等，并含有多种游离氨基酸。

食用宜忌： ✓黄瓜的皮和籽均营养丰富，且尾部含较多的苦味素，有抗癌作用，不要去掉。✗黄瓜中维生素较少，不可常吃，并应同时吃些其他的蔬果以均衡营养。

15 丝瓜

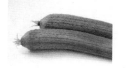

功效解读： 丝瓜有清暑凉血、解毒通便、祛风化痰、润肌美容、通经络、行血脉、下乳汁、调理月经不顺等功效。

营养成分： 丝瓜含皂苷、木聚糖、脂肪、蛋白质、维生素 C、维生素 B。

食用宜忌： ✓宜现切现做以免营养成分随汁水流走。保持清淡，油用量要少。✗丝瓜味道清甜，煮时不宜加酱油和豆瓣酱等，以免抢味。

16 苦瓜

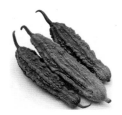

功效解读： 苦瓜具有清暑除烦、清热消暑、解毒、明目、降低血糖、补肾健脾、益气壮阳、提高机体免疫能力的功效。

营养成分： 含胰岛素、蛋白质、脂肪、淀粉、维生素 C、粗纤维、胡萝卜素和钙、磷、铁等多种矿物质。

食用宜忌： ✓苦瓜所含的草酸会影响钙的吸收，最好能先用水烫过再烹调。✗苦瓜以大火快炒或凉拌的方式为佳，烹调的时间过长会造成维生素流失。

17　冬瓜

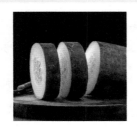

功效解读：冬瓜具有清热解毒、利水消肿、减肥美容的功效，能减少体内脂肪。常吃冬瓜，还可以使皮肤光洁。

营养成分：含有矿物质、维生素，冬瓜子中含有脂肪、瓜氨酸、不饱和脂肪酸、油酸等。

食用宜忌：⊘冬瓜是一种解热利尿比较理想的日常食物，连皮一起煮汤，效果更明显。⊗冬瓜性凉，不宜再凉拌食用。

18　西葫芦

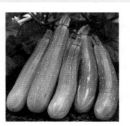

功效解读：西葫芦具有除烦止渴、润肺止咳、清热利尿、消肿散结的功效，对烦渴、糖尿病、水肿腹胀、疮毒以及肾炎、肝硬化腹水等病症具有良好的辅助治疗作用，还能增强免疫力，发挥抗病毒的作用。

营养成分：含有蛋白质、脂肪、纤维素、糖类、胡萝卜素、维生素C、钙等成分。

食用宜忌：⊘西葫芦可炒，可做汤，可做馅料。⊗烹调时不宜煮得太烂，以免营养损失。

19　茄子

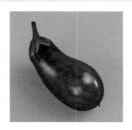

功效解读：茄子具有活血化瘀、清热消肿、宽肠之效，适用于肠风下血、热毒疮痈、皮肤溃疡等。

营养成分：含蛋白质、维生素A、B族维生素、维生素C、芦丁、脂肪、糖类以及矿物质等。

食用宜忌：⊘如果将切成块的茄子立即放入水中浸泡，待做菜时捞起滤干，就可避免茄子变色。⊗茄子大火油炸，升高烹调温度，会加大吸油量，不利于保持茄子的营养保健价值。

20　山药

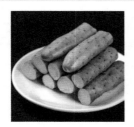

功效解读：山药具有健脾补肺、益胃补肾、固肾益精、聪耳明目、助五脏、强筋骨、延年益寿的功效。

营养成分：含多种氨基酸和糖蛋白、胡萝卜素、维生素等。

食用宜忌：⊘烹调时间不宜过长，以免淀粉酶遭到破坏，营养流失，降低功效。⊗煮山药时最好别用铁器和铜器，以免变色发黑。

21 红薯

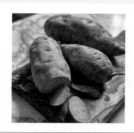

功效解读：红薯能供给人体大量的黏液蛋白、糖、维生素 C 和维生素 A，因此，具有补虚乏、益气力、健脾胃、强肾阴以及和胃、暖胃、益肺等功效。

营养成分：红薯含有膳食纤维、胡萝卜素、维生素 A、B 族维生素、维生素 C、维生素 E 以及钾、铁、铜、硒、钙等 10 余种微量元素。

食用宜忌：⊘与米面混吃，可弥补米面缺乏赖氨酸的短处。⊗吃得过多，会使人腹胀、呃逆。

22 百合

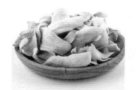

功效解读：百合具有养阴润肺、清心安神的功效，对阴虚久咳、痰中带血、虚烦惊悸、失眠多梦、精神恍惚等病症有食疗作用。

营养成分：百合含有淀粉、蛋白质、脂肪及钙、磷、铁、镁、锌、硒、维生素 B_1、维生素 B_2、维生素 C、泛酸、胡萝卜素等。

食用宜忌：⊘清心宜生用，润肺则蜜炙用，秋季食用最佳。⊗百合性寒不宜多食，否则易伤肺气。

23 香菇

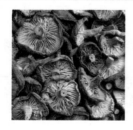

功效解读：香菇具有化痰理气、益胃和中、透疹解毒之功效，对食欲缺乏、身体虚弱、小便失禁、大便秘结等病症有食疗功效。

营养成分：富含碳水化合物、钙、磷、铁、维生素、烟酸以及蛋白质类物质，并含有香菇多糖、天门冬素等多种活性物质。

食用宜忌：⊘干香菇用清水洗净，以冷水浸泡约半小时，泡发的水可用于烹饪；清洗时不要揉搓，用水冲洗即可。⊗尽量不用热水泡发。

24 茶树菇

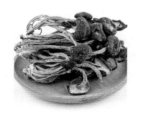

功效解读：茶树菇中的糖类化合物能增强免疫力，促进抗氧化成分形成；茶树菇能有效降低血糖和血脂。

营养成分：含有蛋白质、蛋氨酸、谷氨酸、天门冬氨酸、异亮氨酸、甘氨酸、丙氨酸等成分。

食用宜忌：⊘烹调时要注意，发泡茶树菇的水可放菜中一并使用，以便保证菜的原汁原味。⊗茶树菇是动风食物，容易引起体质虚弱者过敏，所以有蘑菇过敏史的人群应特别注意忌食茶树菇。

25 猴头菇

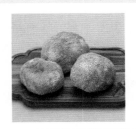

功效解读：猴头菇具有健胃、补虚、抗癌的功效，对食管癌等消化道恶性肿瘤等病症有一定的食疗作用。

营养成分：含有多糖体、多肽类、脂肪物质等成分。

食用宜忌：⊘食用猴头菇要经过洗涤、泡发、漂洗和烹制4个阶段，使猴头菇软烂如豆腐，其营养成分才能完全析出。⊗干猴头菇适宜用水泡发而不宜用醋泡发，泡发时先将猴头菇洗净，然后放在热水或沸水中浸泡3小时以上。

26 银耳

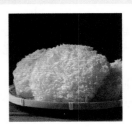

功效解读：银耳含有丰富的胶质、多种维生素，具有强精补肾、滋肠益胃、美容嫩肤、延年益寿的功效。

营养成分：含蛋白质、脂肪、碳水化合物、粗纤维、钙、磷、铁、维生素 B_1，维生素 B_2、烟酸以及16种氨基酸等成分。

食用宜忌：⊘银耳宜用冷水泡发，泡发后应去掉未发开的部分，特别是呈淡黄色的部分。⊗用热开水泡发容易损失大量的营养成分，熟银耳忌久放。

27 平菇

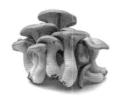

功效解读：平菇具有补虚、抗癌之功效，能改善人体新陈代谢、增强体质、调节自主神经。对降低血液中的胆固醇含量、预防尿道结石也有一定效果。对女性更年期综合征可起调理作用。

营养成分：含有18种氨基酸、丰富的维生素及钙、磷、铁等矿物质。

食用宜忌：⊘平菇适宜炖汤食用，营养流失较少。⊗平菇鲜品出水较多，易被炒老，需掌握好火候。

28 竹荪

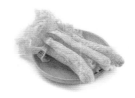

功效解读：竹荪具有补气养阴、润肺止咳、清热利湿、健脾益胃、止痛、降血压、降血脂等功效。

营养成分：含有蛋白质、脂肪、碳水化合物、粗纤维、菌糖等成分。

食用宜忌：⊘鲜竹荪在烹制前，需用冷水洗净，剪去有臭味的菌盖和菌托，否则会有怪味。⊗干品烹制前应先用淡盐水泡发，并剪去菌盖头（封闭的一端），否则会有怪味。

29　桂圆

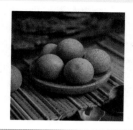

功效解读：桂圆含有多种营养物质，有补血安神、健脑益智、补养心脾的功效，是健脾益智的佳品，对失眠、心悸、神经衰弱、记忆力减退、贫血有较好的滋补作用，对病后需要调养及体质虚弱的人也有良好的食疗作用。

营养成分：含有蛋白质、脂肪、碳水化合物、粗纤维、钙、磷、维生素 C、维生素 K、烟酸。

食用宜忌：⊘桂圆可以煲汤粥，味道浓郁，鲜美。⊗桂圆性温，不宜多食，以免上火。

30　莲子

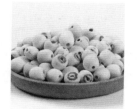

功效解读：莲子有补脾止泻、益肾涩精、养心安神的作用；还有促进凝血，使某些酶活化，维持神经传导性，维持肌肉的伸缩性和心跳节律等作用。

营养成分：富含蛋白质、脂肪、淀粉等。

食用宜忌：⊘下锅前需要浸泡 1~2 小时；作为保健药膳食疗时，一般保留莲子芯。⊗不可以生吃莲子，也不宜多量食用。

31　花生

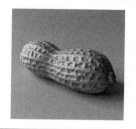

功效解读：花生外皮含有可对抗纤维蛋白溶解的成分，可提高血小板的质量。花生对于预防心脏病、高血压和脑出血的产生有食疗作用。

营养成分：含有蛋白质、脂肪、糖类、维生素、氨基酸、不饱和脂肪酸、卵磷脂、胆碱、胡萝卜素、粗纤维。

食用宜忌：⊘水煮是花生的最佳烹调方法，水煮花生具有性味平和、容易消化的特点。⊗食用花生仁时不宜去红衣，因为花生衣能养血、补血。

32　红枣

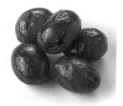

功效解读：红枣具有益气补血、健脾和胃、祛风的功效，对过敏性紫癜、贫血、高血压和肝硬化患者的血清转氨酶增高以及预防输血反应等有辅助治疗作用。

营养成分：含有多种氨基酸、糖类、有机酸、黏液质、维生素 A、维生素 C、维生素 B_2 及钙、磷、铁等矿物质。

食用宜忌：⊘枣皮中含有丰富的营养素，炖汤时应连皮一起炖。⊗过多食用红枣会引起腹胀，引发便秘；吃时一次最好别超过 20 颗红枣。

33 核桃仁

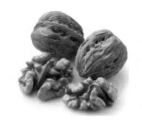

功效解读：核桃仁具有滋补肝肾、强健筋骨的功效。同时，核桃仁能润肌肤、乌须发，并有润肺强肾的功效。

营养成分：富含蛋白质、脂肪、膳食纤维及钾、钠、钙、铁、磷等矿物质元素。

食用宜忌：✓吃核桃时，建议不要将核桃仁表面的褐色薄皮剥掉，这样会损失一部分营养。✗核桃性温，含油脂多，吃多了会令人上火和恶心，正在上火或腹泻的人不宜吃。

34 杏仁

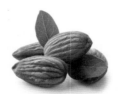

功效解读：杏仁能发散风寒，下气除喘，通便。此外，杏仁有一定的补肺作用，还有美容功效，能促进皮肤微循环，使皮肤红润光洁。

营养成分：含有蛋白质、脂肪、多种维生素及钙、磷、铁等矿物质。

食用宜忌：✓将杏仁制成饮料或浸泡水中数次后再吃，不但安全还有益健康。✗杏仁有许多药用和食用价值，但是不可大量食用，一次以30克左右为宜。

35 白果

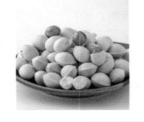

功效解读：白果中含有白果酸、白果酚，可起到抑菌、杀菌作用，可治疗呼吸道感染性疾病，具有敛肺气、定喘咳的功效。白果有收缩膀胱括约肌的作用，还可以辅助治疗心脑血管疾病。

营养成分：白果果仁富含淀粉、脂肪、蔗糖、矿物元素、粗纤维，并含有银杏酚和银杏酸。

食用宜忌：✗白果不宜生食和过量食。✗白果毒有溶血作用，服用量过大易中毒，生品毒性更大，而以绿色胚芽最毒。

36 板栗

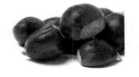

功效解读：板栗具有养胃健脾、补肾强腰的功效，可防治高血压病、冠心病、动脉硬化、骨质疏松等疾病，是抗衰老、延年益寿的滋补佳品。常吃板栗，还可以有效治疗日久难愈的小儿口舌生疮和成人口腔溃疡。

营养成分：含有糖类、蛋白质、脂肪、多种维生素和无机盐等成分。

食用宜忌：✓板栗的食物方法很多，多种名菜中都用到板栗。✗板栗不宜生吃，生吃不易消化。

37　红豆

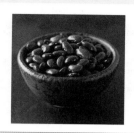

功效解读：红豆含有较多的膳食纤维，具有良好的润肠通便功效；红豆富含叶酸，有催乳的功效，产妇宜多吃。

营养成分：含有蛋白质、淀粉、膳食纤维、维生素 B_1、维生素 B_2、叶酸、钙、铁、皂苷等成分。

食用宜忌：✓红豆易使人胀气，在煮红豆时加少许盐，可以有效改善这种不利影响。✗红豆是利尿食物，睡觉之前不宜食用。

38　绿豆

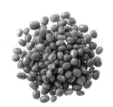

功效解读：绿豆具有降压、降脂、滋补强壮、调和五脏、保肝、清热解毒、消暑止渴、利水消肿的功效。绿豆还能够防治脱发，使骨骼和牙齿坚硬，帮助血液凝固。

营养成分：富含蛋白质、脂肪、碳水化合物及蛋氨酸、色氨酸、赖氨酸等球蛋白类和磷脂酰胆碱、磷脂酰乙醇胺等多种成分。

食用宜忌：✓若用来消暑，绿豆加水熬 10 分钟左右，只喝清汤。✗未煮烂的绿豆腥味强烈，食后易恶心、呕吐。

39　黄豆

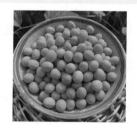

功效解读：黄豆具有健脾、益气、宽中、润燥、补血、降低胆固醇、利水、抗癌的功效。

营养成分：富含蛋白质及矿物元素铁、镁、钼、锰、铜、锌、硒等，以及 8 种人体必需氨基酸和天门冬氨酸、卵磷脂、微量胆碱等。

食用宜忌：✓必须完全煮熟后才可以食用；浸泡后生出豆芽，营养价值更高。✗黄豆容易引起胀气，不宜一次吃太多，以免引起消化问题。

40　黑豆

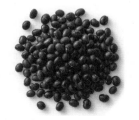

功效解读：黑豆具有祛风除湿、调中理气、活血、解毒、利尿、明目等功效。黑豆含有丰富的维生素 E，能清除体内的自由基，减少皮肤皱纹，达到养颜美容的目的。

营养成分：含有丰富的蛋白质、维生素、矿物质。

食用宜忌：✓黑豆浸泡 3 小时以上较易煮透烂，完全煮熟才能食用。✗黑豆炒熟后热性大，多食者容易上火。

41 蚕豆

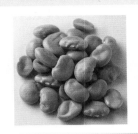

功效解读： 蚕豆性平味甘，具有健脾益气、祛湿、抗癌等功效，对于脾胃气虚、胃呆少纳、不思饮食、大便溏薄、慢性肾炎、胃癌、宫颈癌等病症有一定辅助疗效。

营养成分： 蚕豆含蛋白质、碳水化合物、粗纤维、磷脂、胆碱、维生素以及多种矿物质，磷和钾含量较高。

食用宜忌： ⊘生蚕豆应多次浸泡或汆烫后再进行烹煮，以免引起急性溶血性贫血。⊗蚕豆不可生吃，也不可多吃，以免引起腹胀不适。

42 芝麻

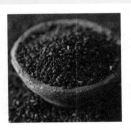

功效解读： 芝麻具有润肠、通乳、补肝、益肾、养发、强身体、抗衰老等功效。芝麻对于肝肾不足所致的视物不清、腰酸腿软等症状食疗效果显著。

营养成分： 含有膳食纤维、维生素 B_1、维生素 B_2、烟酸、维生素 E、卵磷脂、钙、铁、镁等营养成分。

食用宜忌： ⊘补益药以黑芝麻为佳；烹调时则以白芝麻为好。压碎后更香，有助于吸收。⊗在炒芝麻时不要炒煳，以免破坏营养。

43 猪肉

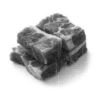

功效解读： 猪肉具有滋阴润燥、补虚养血的功效。猪肉既可提供血红素和促进铁吸收的半胱氨酸，又可提供人体所需的脂肪酸，所以能从食疗方面来改善缺铁性贫血。

营养成分： 含蛋白质、脂肪、碳水化合物、磷、钙、铁、维生素 B_1、维生素 B_2、烟酸等成分。

食用宜忌： ⊘猪肉要斜切，剔除猪颈等处灰色、黄色或暗红色的肉疙瘩。⊗猪肉中的肌溶蛋白物质在 15℃以上的水中易溶解、流失营养，口味也欠佳，故不宜浸泡。

44 猪肝

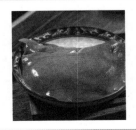

功效解读： 猪肝可预防眼睛干涩、疲劳，可调节和改善贫血人群造血系统的生理功能，能增强人体的免疫力，抗氧化、防衰老，并能抑制肿瘤细胞的产生。

营养成分： 含蛋白质、脂肪、维生素、烟酸以及微量元素等。

食用宜忌： ⊘买回猪肝后要用自来水冲洗一下，然后置于盆内浸泡 1~2 小时消除残血。⊗烘烤或油炸时不要烤煳或炸太老，以免损失营养。

45　猪肚

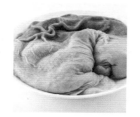

功效解读：猪肚不仅可供食用，而且有很好的药用价值。有补虚损、健脾胃的功效，多用于脾虚腹泻、虚劳瘦弱、尿频或遗尿。

营养成分：富含蛋白质、脂肪、维生素 A、维生素 E 以及钙、钾、镁、铁等元素。

食用宜忌：✓猪肚烧熟后，切成长条或长块，放入碗中，加点汤水，放进锅中蒸，猪肚会胀厚，鲜嫩好吃。✗注意不能先放盐，否则猪肚会紧缩。

46　猪血

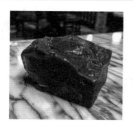

功效解读：猪血含有人体容易吸收的血红素铁，对青少年的健康发育有较大帮助。常食猪血能延缓机体衰老，提高免疫功能，清除人体新陈代谢所产生的"垃圾"。

营养成分：含有蛋白质、脂肪、碳水化合物、维生素 B_1、维生素 B_2、维生素 E、胆固醇等成分。

食用宜忌：✓不管采取哪种烹调方式，都要先将猪血在开水中烫一下，去除杂质。✗不宜单独烹调也别多吃，以免增加体内胆固醇。

47　猪腰

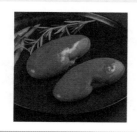

功效解读：猪腰有健肾补腰、和肾理气、益精利水的功效，主治肾虚腰痛、遗精盗汗、产后虚羸、身面浮肿等症。

营养成分：含有蛋白质、脂肪、碳水化合物、钙、磷、铁和维生素等。

食用宜忌：✓猪腰切片后，为去臊味，用葱姜汁泡约 2 小时，换两次清水，泡至腰片发白膨胀即成。✗解冻后的猪腰不宜制作腰花菜肴，可把猪腰切成丝或片，再用来制作菜肴。

48　牛肉

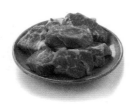

功效解读：牛肉能补脾胃、益气血、强筋骨。对腰膝酸软、久病体虚、面色萎黄、头晕目眩等病症有食疗作用。

营养成分：含蛋白质、脂肪、维生素 B_1、维生素 B_2、钙、磷、铁等，还含有多种特殊的成分，如肌醇、黄嘌呤、氨基酸等。

食用宜忌：✓炒牛肉片之前，先用啤酒将面粉调稀，淋在牛肉片上，可增加牛肉的鲜嫩程度。✗烹调时不要加碱，否则会使牛肉营养成分遭破坏。

49 鸡肉

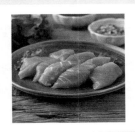

功效解读：鸡肉具有补中益气、补精填髓、益五脏、补虚损、健脾胃、强筋骨的功效。

营养成分：富含蛋白质、脂肪、碳水化合物、维生素 B_1、维生素 B_2、烟酸、钙、磷、铁、钾、钠、氯、硫等。

食用宜忌：⊘带皮的鸡肉含有较多的脂类物质，所以较肥的鸡应该去掉鸡皮再烹制。⊗鸡屁股是鸡身上淋巴最集中的地方，含有大量病菌和致癌物，烹调前应去弃。

50 鸭肉

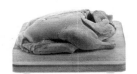

功效解读：鸭肉具有养胃滋阴、清肺润燥、大补虚劳、利水消肿的功效，用于治疗咳嗽痰少、咽喉干燥、阴虚阳亢之头晕头痛、水肿、小便不利。

营养成分：富含蛋白质、B 族维生素、维生素 E 以及铁、铜、锌等微量元素。

食用宜忌：⊘炖制老鸭时，加几片火腿或腊肉，能增加鸭肉的鲜香味。⊗感冒或受凉的人，不宜使用鸭肉。

51 鸡蛋清

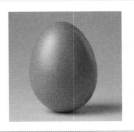

功效解读：鸡蛋清能清热解毒、润肺利咽，特别适宜于咽痛、音哑、目赤者。鸡蛋黄富含卵磷脂，对增强记忆力很有帮助。

营养成分：含有蛋白质、维生素 A、B 族维生素、卵磷脂、铁、钾、锌、硒等。

食用宜忌：⊘鸡蛋要经过高温烹调后再吃，不要吃未熟的鸡蛋。⊗鸡蛋营养价值很高，但是过量食用会加重肾脏负担。常吃油煎鸡蛋的妇女，患上卵巢癌的概率较大。

52 草鱼

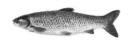

功效解读：草鱼具有暖胃、平肝、祛风、活痹、截疟、降压、祛痰及轻度镇咳等功能，是温中补虚的养生佳品。此外，草鱼对增强体质、延缓衰老有食疗作用。而且，多吃草鱼还可以预防乳腺癌。

营养成分：含蛋白质、脂肪、钙、磷、铁、维生素 B_1、维生素 B_2、烟酸等。

食用宜忌：⊘草鱼通常个头较大，可先切段；如果整条烹调可以先在外皮上划几道口。⊗草鱼胆有毒，应去除。

53 虾

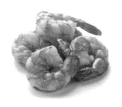

功效解读：虾具有补肾、壮阳、通乳的功效，属强壮滋补食品。

营养成分：富含蛋白质、脂肪、碳水化合物、谷氨酸、糖类、维生素 B_1、维生素 B_2、烟酸以及钙、磷、铁、硒等矿物质。

食用宜忌：✓ 烹调虾之前，先用泡桂皮的沸水把虾冲烫一下，味道会更鲜美。✗ 虾要吃新鲜的，色发红、身软的虾不新鲜，尽量不吃。

54 牡蛎

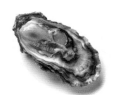

功效解读：牡蛎具有明显的保肝利胆作用和防治孕期肝内胆汁淤积症的功效。

营养成分：含有蛋白质、牛磺酸、DNA、EPA、维生素 A、维生素 B_2、维生素 B_{12}、锌、碘、钾、磷、钙、镁等。

食用宜忌：✓ 准备一盆热水，将少许小苏打粉溶于热水中，然后把牡蛎干放在热水中浸泡。泡软了不仅容易洗干净，而且能去掉牡蛎干的异味，洗好后用清水漂洗干净就可以了。✗ 经过蒸煮仍不能张开壳的牡蛎一般已经变质，不要食用。

55 海带

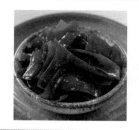

功效解读：海带能化痰、软坚、清热、降血压、防治夜盲症、维持甲状腺功能正常，还能抑制乳腺癌的发生。

营养成分：富含蛋白质、碘、钾、钙、钠、镁、铁、铜、硒、维生素 A、藻多糖。

食用宜忌：✓ 食用前用清水浸泡；用清水煮约 15 分钟即可，以保证鲜嫩可口。✗ 干海带上的白霜是营养物质甘露醇，易溶于水，不要在水中浸泡时间过长。

56 葱

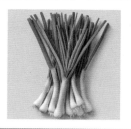

功效解读：葱含有挥发性硫化物，具有特殊辛辣味，是重要的解腥调味品。对风寒感冒轻症、痈肿疮毒、痢疾脉微、寒凝腹痛、小便不利等病症有食疗作用。

营养成分：含蛋白质、糖类、脂肪、碳水化合物、胡萝卜素、还含有苹果酸、碳酸糖、维生素等。

食用宜忌：✓ 葱宜熟透后再吃，以避免寄生虫等病原体的污染。✗ 用盐腌制会使水溶性的营养成分外渗散失，降低其营养价值。

57 姜

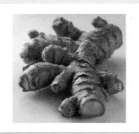

功效解读：姜具有发汗解表、温中止呕、温肺止咳、解毒的功效，对外感风寒、胃寒呕吐、风寒咳嗽、腹痛腹泻、鱼蟹中毒等病症有食疗作用。

营养成分：主要含有姜醇、姜油萜、姜烯、柠檬醛、水芹烯、芳香油等油性的挥发物，还有辣素、维生素、纤维素及少量的矿物质。

食用宜忌：⊘嫩姜可炒食，老姜主要用作调味。⊗一次不宜吃过多，以免上火；烂姜、冻姜不要吃。

58 蒜

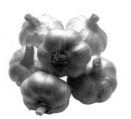

功效解读：蒜含有大量对人体有益的活性成分，可防病健身。蒜能杀菌，促进食欲，可调节血脂、血压、血糖，保护胃黏膜，抗衰老。

营养成分：富含蛋白质、脂肪、糖类、B 族维生素、维生素 C 等营养成分。

食用宜忌：⊘如吃过蒜后口腔有异味，可以在吃过蒜后喝杯咖啡、牛奶或者绿茶。⊗过食大蒜，会刺激胃肠道，影响对 B 族维生素的吸收。

59 醋

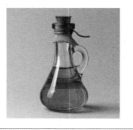

功效解读：醋具有活血散瘀、消食化积、解毒的功效。适当饮用既可杀菌，又可促进胃肠消化功能，还可降低血压、防治动脉硬化。

营养成分：主要成分是醋酸，还含有丰富的钙、氨基酸、琥珀酸、葡萄酸、苹果酸、乳酸、B 族维生素及盐类等。

食用宜忌：⊘烹调带骨的菜肴时，放些醋可软化骨、刺，促进钙的溶出，增加营养。⊗醋的使用量不宜太大，以免损伤肠胃。不要用铜器来烹调。

60 苹果

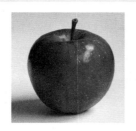

功效解读：苹果具有润肺、健胃、生津、止渴、止泻、消食、顺气、醒酒的功能。

营养成分：富含糖类、蛋白质、脂肪、磷、铁、钾、苹果酸、奎宁酸、柠檬酸、纤维素、B 族维生素、维生素 C 及微量元素。

食用宜忌：⊘苹果营养成分多含在皮和近核部分，尽量不要削去表皮。⊗切开的苹果久置会氧化变色,损失营养。